La dieta inteligente

Dra. Pilar Riobó Serván

La dieta inteligente

Adelgaza sin privarte de nada

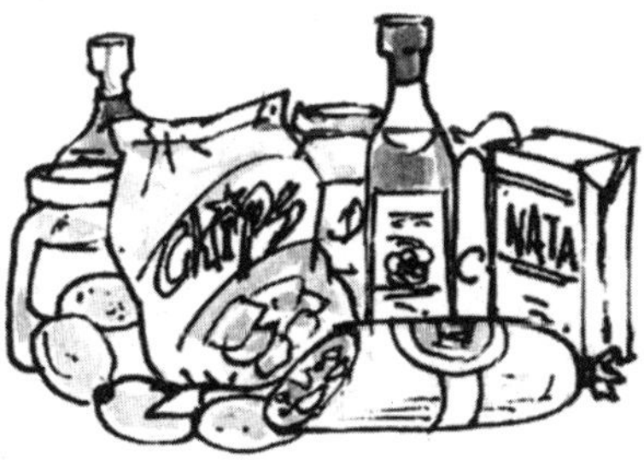

la esfera de los libros

Primera edición: mayo de 2004
Quinta edición: octubre de 2005

Avenida de Alfonso XIII, 1, bajos.
28002 Madrid
Teléf.: 91 296 02 00 • Fax: 91 296 02 06
Pág. Web: www.esferalibros.com

Diseño de cubierta: OPAL
Ilustraciones de interior: Juan Carlos Carmona
Fotografía de cubierta: Tony Stone
ISBN: 84-9734-188-0
Depósito legal: M. 42.005-2005
Fotocomposición: IRC, S.L.
Fotomecánica: Star-Color
Impresión: Rigorma
Encuadernación: Martínez
Impreso en España - *Printed in Spain*

Índice

A Paco, Pilar, Alfonso y Paula.

A mis padres.

A mis enfermos, de los que tanto sigo aprendiendo.

A Xenia Recasens, dietista y colaboradora en la elaboración de este libro.

Introducción

¿Estás harto de hacer dietas? Tranquilo, no eres el único. Adelgazar y no recuperar el peso perdido es el sueño de muchos de mis pacientes. A lo largo de este libro demostraremos que este sueño puede hacerse realidad, pero siempre que estés dispuesto a modificar tus hábitos cotidianos y alimentarios, y sin que ello signifique cambiar tu vida, sin renunciar a comidas con los amigos o en restaurantes.

¿Te parece difícil? Sólo te pedimos que te dejes enseñar o educar nutricionalmente, que leas este libro con tranquilidad y sin agobios y que intentes sacar las ideas más útiles para mejorar tu dieta y tu calidad de vida.

¿Quieres colaborar? Quizá me respondas que estás harto de hacer dietas, o, como me dicen algunos pacientes: «Es que llevo a dieta toda mi vida.» Tranquilo, ya ves que no eres el único. Muchas personas que vienen a mi consulta han hecho múltiples dietas, con las que han perdido más o menos kilos, pero a largo plazo han vuelto a recuperar peso; otras han tomado esas peligrosísimas píldoras milagrosas, con las que se pierde muy rápidamente y sin esfuerzo alguno; algunos han hecho dietas muy estrictas con «efecto yo-yo» recuperando fácilmente el peso perdido. Y a pesar de estos fracasos y de estas frustraciones, la gente sigue viniendo a la consulta para adelgazar. Demandan una dieta que no les haga sentirse hambrientos, infelices, que los ayude a perder peso mientras continúan con su vida habitual y que, además, no recuperen el peso cuando dejen de hacerla.

El mantenimiento a largo plazo del peso perdido es el verdadero reto. Sólo se consigue con lo que se llama educación nutricional.

Lo que pretendo es poner a tu alcance los conocimientos necesarios para que puedas organizar tu propia dieta de acuerdo con tu modo de vida y tus necesidades.

Es probable que seas de los que han estado buscando durante toda su vida la gran «fórmula mágica» para adelgazar. Quizá hayas gastado mucho tiempo y esfuerzo (y también mucho dinero) buscando ese peso ideal que tanto te preocupa. ¡No te desanimes! Los especialistas en nutrición intentamos ayudar al obeso, pero naturalmente si éste se deja y desea colaborar. Pero el paciente debe creer en sus ganas de adelgazar; no se puede lograr el éxito sin que cueste algo. No soy partidaria de dietas drásticas, sino de enseñar a comer intentando que las privaciones sean las menos posibles. Cuando alguien me pide que le ayude a adelgazar, lo primero que le digo es que conmigo no conseguirá perder peso rápidamente, sino que le enseñaré a comer sin tener que realizar una dieta determinada, modificando sus hábitos de vida y así poco a poco irá perdiendo peso hasta alcanzar un peso saludable. Para conseguir nuestros objetivos, además, debemos poseer ciertos conocimientos de nutrición; entonces todo será más fácil. Una vez obtenidos estos conocimientos, estarás preparado para afrontar un cambio en tus hábitos alimentarios, encontrándote cada vez más lejos de un nuevo fracaso.

Algunos tratan de copiar a personas famosas que han adelgazado «sin ningún esfuerzo», como declaran en las revistas del corazón. Incluso aunque la pérdida de peso es vital para la carrera y el futuro de estas personas, eso no significa que la dieta sea más fácil para ellas que para ti o para mí. Lo único que sucede es que las personas públicas e importantes no pueden permitirse el lujo de fracasar. Para perder peso son capaces de pagar cuantiosas sumas de dinero.

No hay comidas malas ni buenas; está claro que no existe un programa nutricional (o una dieta) bueno para todo el mundo. Mucha gente ha gastado tiempo y dinero intentando hacerlo, e incluso algunas veces han puesto en peligro su salud, buscando la fórmula mágica. He conocido en mi consulta a personas que habían hecho una gran variedad de dietas de lo más extraño. Algunas comían en cantidades extremadamente pequeñas o dietas muy raras y estrambóticas. Otras personas han estado a dieta toda la vida que recuerden. Algunas han tomado píldoras de composición desconocida o se han puesto inyecciones dolorosas.

No existe una dieta milagrosa ni hay que creer en ella. Confío en la dieta de los inteligentes, que consiste en aprender a comer de una forma inteligente.

Cuando las personas se van de mi consulta no llevan toneladas de papeles, enumerando las comidas que deben o no deben de comer. Nunca pido que los pacientes alteren su rutina cotidiana, sus trabajos habituales, ya que la mayoría de las veces ellos no pueden cambiar sus hábitos, sus trabajos... Como probablemente tampoco tú puedes abandonar el trabajo o cambiar la familia por la única causa de que debes perder peso. La pérdida de peso y el mantenimiento de éste debe adaptarse a la vida del paciente. Además, muy a menudo la gente tiene actos sociales que se basan en comidas de negocios y que no se pueden dejar, porque muchas veces estas comidas de negocios son una parte necesaria de la profesión. ¿Qué debemos hacer en estos casos? Siempre hay opciones para hacer este tipo de comidas.

Para otras personas, su verdadero problema es el desayuno. O no desayunan nada (dicen que «a esas horas no les entra») o comen algo muy deprisa y se marchan a trabajar. Lo que se puede hacer en estos casos es elegir algo para un desayuno rápido, pero que aporte la energía y los nutrientes necesarios y no sentirse hambriento a media mañana y, aun así, siempre es útil tomar un tentempié bajo en calorías, para que no llegues hambriento a la comida y no te vayas a los alimentos más energéticos, picoteando.

Tampoco digo a los pacientes lo que deben comer o lo que no deben comer. Les hablo sobre las elecciones que ellos pueden hacer, les pido que se adhieran a unos pocos principios, a unas reglas de oro (que más adelante explicaré) que creo son los esenciales componentes de una pérdida de peso satisfactoria.

Cualquier motivo o razón para comer es buena. Durante años a la gente que sigue dietas se les ha dicho: come sólo cuando tengas hambre. Sin embargo, las investigaciones han demostrado que no hay una clara separación entre las razones fisiológicas y emocionales que nos inducen a comer. De forma que pedir a una persona que decida si tiene una necesidad física real para comer es pedir un imposible. Si la gente se siente restringida en su ingesta haciendo dietas muy estrictas, esto constituye un motivo para comer compulsivamente más tarde: cuanto más se niega a comer, entonces la comida se convierte en una verdadera obsesión para estas personas. Si eres una de estas personas que necesita comer para satisfacer algún síntoma depresivo esto significa que comes, no porque tienes realmente hambre, sino porque existe un problema psicológico que tú intentas tratar o solucionar con la comida. De esta forma la comida se convierte en una especie de fármaco antidepresivo. En estos casos prima el aspecto psicológico y más adelante se muestran unos ciertos «perfiles» de personas con problemas psicológicos frecuentes. Además de solucionar los problemas psicológicos, lo que se pretende es que en estos momentos tomes comidas sanas y poco energéticas en vez del primer pastel que encuentres en la nevera.

No hay comidas prohibidas o totalmente prohibidas: hay comidas de las que tienes que saber que engordan mucho, pero hay ocasiones en las que uno debe darse un homenaje. Hay momentos en los que hay que saltarse la dieta, hay ocasiones especiales y entonces uno debe tener presente que come mayor cantidad y que, de alguna manera, ha de compensarlo en la siguiente comida o en la anterior.

En relación con las porciones o cantidades correctas, tampoco hay una que sea estándar, sino que el tamaño varía de unas personas a otras, en función de los requerimientos energéticos. Las necesidades son distintas en cada persona. Por eso no debemos sentirnos culpables si un día comemos de más. Si tenemos una buena educación nutricional, no nos preocuparemos, ya que podemos volver a nuestros hábitos dietéticos correctos, y ello no quiere decir que hayas fracasado completamente con tu dieta.

Un plan dietético necesita adaptarse a los gustos y al estilo de vida de cada uno de nosotros. Pero está claro que la comida que más le gusta al obeso es aquella que le ha hecho ser obeso. Por ello, hay que hacer pequeñas rectificaciones. Sin embargo, considero que es absurdo ponerle una dieta estricta con acelgas a aquella persona que no le gustan las acelgas, porque no se las va a tomar.

La dieta no debe ser un castigo que hayas de llevar durante toda la vida. Se deben seguir unas normas. No hay alimentos prohibidos sino alimentos poco recomendables o no especialmente buenos.

A continuación, en los siguientes capítulos podrás conocer algunos de los problemas psicológicos de la obesidad.

Entonces estarás en condiciones de elegir tu dieta, que será, preferentemente, la dieta inteligente. Esta dieta, además de ayudarte a controlar el peso, te enseña educación nutricional y es la única dieta equilibrada en relación con los nutrientes. Otra opción parecida es la dieta por puntos, pero con la desventaja de que en este caso sólo se tiene en cuenta el aporte de calorías y no el resto de los nutrientes. La dieta por raciones se puede considerar una variación de la dieta inteligente, pero, al igual que la dieta por puntos, no es tan educativa como la de intercambios.

Los numerosos ejemplos con ilustraciones de este libro te ayudarán a lograr el objetivo: una nutrición más sana y equilibrada y que te ayudará a controlar el peso. Al final del libro se habla de forma breve sobre los fármacos y la cirugía de la obesidad, aspectos que siempre debes tratar con tu médico. Y finalizamos con unos conceptos básicos de nutrición, para reforzar los conceptos aprendidos.

Capítulo 1

La dieta que nos adelgaza

¿Crees en la dieta milagro? Sí, aquella dieta que te hace adelgazar sin esfuerzo, en poco tiempo y sin pasar hambre. ¿No te das cuenta de que si esta fabulosa dieta existiera muchos obesos habrían dejado de serlo? Estas dietas tan fantásticas aparecen de la misma manera que desaparecen, pero lo que realmente nos interesa, el peso, permanece donde estaba.

La dieta milagrosa y sin esfuerzo no existe, adelgazar no es cuestión de dos días; requiere una dedicación constante. Hemos de cuidar nuestra alimentación a diario. No vale decir «Hoy hago dieta, mañana descanso». Debes ser consciente de que este descanso te puede costar el esfuerzo de toda una semana.

Las dietas tampoco tienen precio. Algunos de mis pacientes me comentan: «No sé por qué no me funcionó aquella dieta, si me costó mucho dinero el régimen...»

Hay que entender de una vez por todas que para adelgazar no hace falta que uno se gaste gran cantidad de dinero, simplemente hemos de tener ganas y estar dispuestos a cambiar nuestros hábitos alimentarios. Así, sí podremos conseguirlo.

La obesidad se ha convertido en un gran negocio para algunos; el obeso ofuscado por los deseos de perder peso se deja tentar por cualquier tratamiento milagroso. No hemos de permitir que estos «charlatanes» se enriquezcan a costa de nuestros kilos. A partir de ahora usarás el sentido común y dejarás de perseguir la dieta mágica. No hay que buscar resultados inmediatos. Nos interesa perder peso de una manera constante, progresiva y que no resulte un peligro para la salud.

Pretendemos adelgazar perdiendo grasa y no masa muscular, vitaminas o minerales. El objetivo principal es adelgazar pero de una manera saludable.

Los líquidos nos engañan

La pérdida de peso a largo plazo es la que nos conviene y nos hará perder grasa: la grasa que nos hace «gorditos». Se trata de una pérdida máxima de 2 o 4 kilos al mes, sin recuperarlos. Los datos científicos demuestran que si reduces más rápidamente se debe a que estás perdiendo líquido, estás haciendo una mala dieta.

Como el cuerpo humano está formado por un 60-80 por ciento de agua, nuestro peso puede variar fácilmente, debido a la pérdida de líquidos. Pero no nos interesa perder líquidos para adelgazar (recordemos que por definición adelgazar es perder grasa) ya que éstos se pierden y también se recuperan rápidamente. Lo que nos interesa es perder grasa y, por supuesto, no recuperarla.

Se puede ganar tranquilamente un kilo a base de líquidos. En los días previos a la menstruación de las mujeres hay una variación importante de peso debida a la retención líquida (provocada por el efecto de la hormona denominada *progesterona,* que se encuentra muy elevada en ese momento del ciclo) y se produce el llamado «síndrome de tensión premenstrual», con hinchazón de mamas, alteraciones psicológicas... Pero cuando acaba el efecto de esta hormona y se produce la menstruación se orina todo el líquido retenido en exceso. Por otra parte, las personas, cuanto más pesan, más líquido retienen. Como vemos, la obesidad nunca va a nuestro favor, incluso los líquidos parecen ser amigos de los kilos. Viendo esto, muchos pacientes usan hierbas diuréticas, o fármacos con efecto diurético, buscando su efecto adelgazante y lo único que consiguen es perder líquido pero éste se recupera al beber agua. Es evidente que en ningún caso los diuréticos serán la solución para lograr la pérdida de grasa. Otras personas reducen el consumo de agua creyendo que disminuirá su peso y resulta que pierden líquido y además se exponen a sufrir una deshidratación. Para reducir kilos no hay que beber, orinar o sudar más, sino que debemos restringir las calorías (o aumentar el gasto energético), y sólo así lograremos perder peso a expensas de las grasas.

Muchas personas se desaniman cuando ven que la báscula marca el mismo peso que la semana anterior y se lamentan diciendo «a mí ya no me funciona el régimen, no he perdido ni un gramo...»; en estos casos cabe pensar en la posibilidad de que hayas retenido líquidos y que cuando los pierdas podrás ver que tu báscula no te engaña y que efectivamente estás adelgazando. ¡Nunca te desanimes! Si haces bien la dieta obtendrás resultados tarde o temprano. Las matemáticas no nos engañan y si estás consumiendo menos calorías que antes es lógico que pierdas peso. Por tanto, recuerda que los líquidos corporales muchas veces son engañosos y nos provocan frustraciones que hacen que abandonemos la dieta. No debemos caer en la trampa.

Nos movemos en una sociedad de prisas y comodidades, pero debemos de esforzarnos en cambiar el «chip» cuando se trata de adelgazar. Como ya hemos comentado: perder peso requiere su tiempo. Sólo conseguiremos perder grasa, que es lo que realmente nos interesa, con tiempo, esfuerzo y constancia. Las prisas están reñidas con las dietas. Convéncete de que la dieta que te va a adelgazar es la dieta sin prisas: una dieta a largo plazo.

¿Por qué queremos adelgazar?

La gente que viene a mi consulta quiere adelgazar por varios motivos:

1. *Por estética,* en una determinada época del año o porque se aproxima el día de un acontecimiento importante, en el que hay que estar delgado y estupendo. Estos individuos buscan un éxito rápido, sin pensar en su peso futuro y no se entretienen en aprender nuevos hábitos alimentarios. Personalmente, creo que la actitud de estas personas podríamos compararla con la del estudiante que ha de superar un examen de una asignatura que no le interesa en absoluto; entonces lo que hará es memorizar la materia, para superar el examen, en busca del éxito rápido: ¡aprobar el examen! Y no le interesa aprender. Y a largo plazo, como ocurre en el caso de las dietas, esto nos pasa «factura», los kilos se recuperan y el «saber no ocupa lugar». Si te encuentras

en este caso te diré que te has equivocado de libro, aquí te proponemos aprender a cambiar tus hábitos alimentarios y adelgazar a largo plazo.

2. *Por un problema de salud o porque tienen que someterse a una operación* y los cirujanos desean que pierdan peso para poder realizarla con menor riesgo. Y yo me pregunto: ¿Por qué hay que ir con tantas prisas? ¿Acaso este señor ha sido obeso de la noche a la mañana? Lo ideal sería que la gente tomara conciencia de su exceso de peso, ya que la obesidad es una enfermedad, antes de que se le presentara otro problema de salud. Todo sería mucho más fácil, para ellos y para su salud.

3. *Por presiones externas.* Hay que hablar de los pacientes que acuden a mí, presionados por familiares o amigos, pero sin estar muy convencidos a la hora de empezar un programa de adelgazamiento e intento motivarlos antes de empezar el tratamiento dietético.

Obsesión por la báscula

Es muy importante no desanimarse cuando uno está realizando un programa de adelgazamiento. ¡Y no valen excusas! Hay muchos que se apoyan en la idea: «¡Ya no pierdo peso, abandono! Mi báscula marca el mismo peso que ayer...» A estas personas les diría que no se obsesionen con el peso.

Como hemos expuesto con anterioridad, el peso es variable, y lo que nos interesa es ver la evolución de nuestra pérdida de peso y no el de un día concreto. Yo he conocido personas que se han obsesionado de tal manera con la báscula, que han llegado a pesarse diariamente hasta diez veces. Imaginan que el peso se pierde y se gana a lo largo del día, dependiendo de la hora, la ropa, lo que comemos, lo que bebemos, la actividad física... ¡Es de locos! Aconsejo que no te peses más de una vez por semana, pues no perderás más peso por pesarte más veces y lo único que conseguirás es preocuparte cuando subas a la báscula y veas que el peso no es el deseado. Lo que nos interesa es saber cuánto has bajado respecto al peso inicial, el que tenías al empezar el tratamiento, y ver que vas perdiendo peso de forma progresiva sin recuperarlo.

Dieta personalizada y sin prohibiciones

Se puede decir que, en principio, todas las dietas funcionan; es decir, todas producen una disminución de peso.

La única dieta que no funciona es aquella que no se sigue correctamente.

Sin embargo, la que mejor funciona es la que se puede seguir durante años, que está elaborada en función de lo que le gusta al paciente. Es decir, una dieta personalizada en función de sus gustos y preferencias, su estilo de vida, sus horarios de comidas, sus posibles comidas de trabajo... Ésta es la dieta de los inteligentes, que puede seguirse durante años, toda la vida, una vez que se ha aprendido a comer correctamente.

Una misma dieta no es válida para todo el mundo. La dieta que le funciona a tu amiga no tiene por qué ser la que te sirva a ti.

Deberás seguir los consejos de los expertos en nutrición, que son los que te ayudarán a adaptar la dieta según tus gustos y te enseñarán a comer de una manera equilibrada, en la que ingieras las calorías necesarias para alcanzar un peso saludable.

Además, muy a menudo la gente tiene actos sociales que se basan en comidas a las que no puede o no debe dejar de asistir. Nunca pido a mis pacientes que alteren su rutina, sus trabajos, sus hábitos diarios, en definitiva, su vida. Como probablemente ya te habrás dado cuenta, no podemos abandonar el trabajo o cambiar de familia por la única causa de tener que perder peso.

La pérdida de peso y el mantenimiento han de adaptarse a la vida del paciente. Tampoco digo a mis pacientes lo que deben o no deben comer; les aconsejo sobre las elecciones que pueden hacer, les pido que se adhieran a unos pocos principios, a unas reglas de oro, que creo que son los esenciales componentes de una pérdida de peso satisfactoria.

Los especialistas en nutrición te podemos ayudar, naturalmente si te dejas y quieres colaborar. No me cansaré de repetirte que creas en tus ganas de adelgazar y que no se puede obtener nada sin que cueste algún esfuerzo.

No soy partidaria de dietas drásticas, sino de enseñar a comer de una manera equilibrada, en la que se consuman las calorías necesarias para alcanzar tu peso saludable. Pero en la que las privaciones sean las menos posibles. No hay comidas prohibidas o totalmente prohibidas; la palabra «prohibido», por lo que a dietas se refiere, está anticuada; vamos a borrarla de nuestra mente de una vez por todas y a partir de ahora hablaremos de *alimentos poco recomendables*. Hay ocasiones en las que hay que saltarse la dieta; son momentos especiales en los que uno debe saber que se está «pasando» y de alguna manera tiene que compensarlo en la siguiente o anterior comida. No debes sentirte culpable si un día comes más. No es un motivo para desanimarte pensando que el esfuerzo realizado no ha merecido la pena. Como se dice: un día es un día. Pero lo que hay que intentar es que este día no sea cada día.

Desconfía de lo fácil

Cuántas veces no has escuchado o leído que se ha descubierto la pastilla mágica que te adelgazará sin esfuerzo, sin pasar hambre y a toda velocidad. Y lo más maravilloso de todo es que nunca más vas a recuperar los kilos perdidos. Y por si no fuera poco, la magia sigue: ¡Podrás pedir kilos a la carta! Tú eliges de dónde quieres perder y los kilos desaparecerán.

La magia no funciona en cuanto a dietas se refiere. Debes desconfiar de lo fácil. Estas maravillosas «pastillitas» que aparecen en primavera sólo te traerán complicaciones y te arrastrarán a un nuevo fracaso. Por suerte, muchas de estas pastillas de moda desaparecen al acabar la temporada, sin dejar rastro de su fabuloso efecto adelgazante. Porque no actúan bien ni mal, simplemente no funcionan. Podrás sentirte afortunado si tropiezas con uno de estos tratamientos, porque tu salud no saldrá dañada, sólo te vaciarán un poco los bolsillos y te alimentarán de falsas ilusiones.

En otras ocasiones estas pastillas mágicas son incluso peligrosas y fraudulentas, pero venden bien y nos gusta creer en ellas, ya que es la opción más fácil, pero no siempre la más inteligente ni la más adecuada.

Hoy en día, cuando lo «natural» parece ser lo más saludable e inofensivo, los «charlatanes» se han apropiado de esta palabra y la usan para alimentar sus propios bolsillos. Ojo con lo «natural». Como muy bien sabemos, los medicamentos, antes de salir al mercado, deberán de ser aprobados por expertos, quienes han de asegurarnos que los fármacos no perjudican la salud del individuo. Al igual que en el caso de los medicamentos, los productos naturales no se salvan de ser peligrosos y debemos entender que lo «natural» no tiene por qué ser inofensivo. Estos medicamentos naturales han costado la salud a mucha gente. No son la panacea y pueden tener efectos parecidos a otros productos químicos que muchas veces rechazamos por no ser naturales.

El uso de fármacos podría ser un buen tratamiento para la obesidad siempre que se hiciera bajo control médico. Y no estaría justificada la terapia farmacológica, como se verá más adelante en el capítulo 9, si no has intentado antes modificar tu estilo de vida alimentario.

El «efecto yo-yo»

Las dietas rigurosas no funcionan. Cuanto más estricta sea la dieta, mayor será el riesgo de recuperar el peso perdido, por el denominado «efecto yo-yo».

Las dietas restrictivas son efectivas mientras se siguen, pero está demostrado que no pueden realizarse durante mucho tiempo y es fácil recuperar el peso perdido en cuanto se suspenden. Las dietas drásticas te van a durar dos días, son muy difíciles de resistir y sin duda acabarás dejándolas, produciéndote un nuevo fracaso. Es preferible perder peso de una forma progresiva y racional. El objetivo de un buen adelgazamiento no es una pérdida de peso espectacular y de resultados inmediatos. Este tipo de dietas son muy peligrosas y causan importantes carencias nutricionales.

Las dietas hipocalóricas a veces también son hipoproteicas y es lógico, porque si disminuimos proporcionalmente la energía también estaremos disminuyendo las proteínas. Pero debemos evitar un aporte insuficiente de proteínas, ya que son imprescindibles para nuestro organismo y se vería comprometido nuestro buen estado nutricional. Además, la acelerada pérdida de peso se produciría afectando a la masa muscular y el agua, y lo que nos interesa es perder grasa. Recuerda que no queremos una dieta espectacular sino eficaz.

La dieta del obeso es para toda la vida; por ello no debe ser excesivamente restrictiva. Se ha demostrado que una restricción excesiva conlleva *a posteriori* una actitud compulsiva para la comida. Tampoco es bueno «saltarse» una comida tratando de adelgazar: esto nos producirá ansiedad para la siguiente y no habrá forma de parar de comer cuando comencemos la siguiente ingesta.

Por otra parte, «el organismo es sabio». Y cuando nota que se le comienza a hacer una dieta restrictiva trata de compensar ese déficit energético disminuyendo su tasa metabólica, es decir, intenta ahorrar energía al máximo, reduciendo el gasto energético. Ésta es la razón por la que se engorda al volver a nuestros hábitos dietéticos. Quizá comamos de forma similar que antes, pero, como nuestro organismo gasta menos, se almacenan más calorías que antes de realizar la dieta restrictiva.

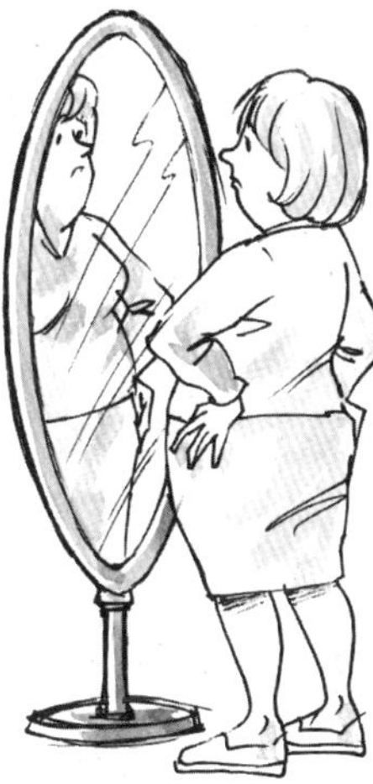

Una dieta que nos produzca cansancio es una mala dieta y además a largo plazo nos implicará carencias nutricionales. ¿Quién no conoce la dieta de la «manzana» o la de la «sopa de cebolla»? Estas dietas que recomiendan un solo alimento son extremadamente peligrosas e insuficientes en nutrientes esenciales. Y aunque parezca increíble, hay personas que siguen apostando por este tipo de dietas tan poco inteligentes.

¿Te parece lógico una dieta para toda la vida a base de manzana? No lo es. ¡Hay que dejarse de «tonterías» de una vez por todas! Lo correcto sería una dieta con sólo 500 kcal menos de las que requiere el individuo para mantenerse en su peso. Me refiero a una dieta variada y equilibrada con una restricción aproximada de 500 kcal respecto a las calorías que ingiere normalmente.

No se recomienda que la restricción calórica sea superior a 1.000 kilocalorías, ya que podría resultar nociva para la salud del individuo.

¿CUÁNTAS CALORÍAS NECESITO?

Las calorías que una persona necesita dependen de su metabolismo, o dicho de una forma más científica, de su gasto energético basal (GEB). Hay diferentes formas de calcularlo: en investigación se calcula con la calorimetría, pero a efectos prácticos se utilizan unas fórmulas.

Una muy sencilla es la siguiente:
Hombres: GEB = kg x 24
Mujeres: GEB = kg x 21,6

Otra fórmula más exacta para calcular el gasto energético basal es la descrita por Harris y Benedict y que tiene en cuenta la edad, talla, sexo y peso.

Hombre: GEB = 66 + (13,7 x peso en kg) + (5 x altura en cm) – 6,8 x edad en años.

Mujer: GEB = 65,5 + (9,6 X peso en kg) + (1,8 x altura en cm) – 4,7 x edad en años.

Calculando el gasto energético basal, sabremos las calorías que necesitaríamos si estuviéramos en reposo físico y mental. Es decir, estas fórmulas para calcular el gasto energético basal nos dan las calorías que necesita un individuo en estado de reposo y éstas no son las necesidades reales de una persona con una actividad normal. Para estimar las calorías que requiere una persona en un día debemos corregir el valor obtenido con las fórmulas de GEB. ¿Cómo? Multiplicando el resultado por unos factores de corrección según la actividad física de cada individuo.

— baja: x 1,2
— media: x 1,4
— alta: x 1,6

Otra forma sencilla de calcular las calorías necesarias según el peso y la actividad física es la siguiente:

Actividad física	bajo peso	normales	obesos
baja	30	25	20 kcal/kg/día
media	35	30	25
alta	40	35	30

Una actividad física baja se refiere a la persona con trabajo sedentario y que no realiza otra actividad. La persona con actividad física alta es aquella que tiene una profesión o trabajo activo (levantar cargas, cavar...) o hace ejercicio físico diariamente (algún deporte).

En la tabla se expone el consumo de calorías que se gastan en 10 minutos de actividad, con algunas actividades habituales.

Calorías consumidas en 10 minutos de actividad para una persona de 70 kg

Actividad	Kcal
Dormir	12
Estar sentado	20
Trabajo oficina	30
Andar (3 km/h)	35
Correr (8 km/h)	110
Bicicleta (9 km/h)	50
Trabajo doméstico	45
Cortar madera	75
Levantar cargas	190
Baloncesto/fútbol	80
Bailar	50
Golf	40
Tenis	70
Esquí	90

Se deben ingerir aproximadamente 0,8-1 g de proteínas al día por cada kg de peso. Esto implica, para una persona de 70 kg, unos 60-70 g al día.

Piano piano se va lontano

Hay muchas expresiones similares que nos indican que más vale ir despacio y con resultados a largo plazo que muy deprisa desde el principio y volver otra vez al origen. Todos ellos tienen la misma filosofía, hay que ir despacito si uno quiere llegar lejos. O sea, que si quieres ser un triunfador y llegar a tu peso saludable debes tener un poco de paciencia.

Una pérdida de peso razonable sería reducir 0,5 kilos a la semana. Debo confesarte que las dos primeras semanas vas a perder peso más rápidamente, pudiendo llegar a adelgazar 2 kilos por semana. Pero convéncete de que esto no sucederá todas las semanas. Lo ideal es perder entre 0,5 y 1 kilo y tampoco hay que desmoralizarse si alguna semana pierdes menos peso. Lo que nos interesa, como ya hemos comentado anteriormente, es perder grasa, y una disminución superior a un kilo por semana nos conllevaría una pérdida de masa muscular, líquidos orgánicos, vitaminas y minerales. Si lo que queremos es librarnos de las grasas debemos de ir *piano, piano*; sólo así llegaremos lejos y conseguiremos nuestro objetivo: adelgazar de una vez por todas.

Antes de iniciar una dieta se recomienda realizar un estudio médico completo, que incluya los siguientes aspectos:

— *Cuestionario dietético sencillo*, para valorar los hábitos dietéticos erróneos, el consumo de chucherías y de alimentos de cafetería.

— *Estudio del comportamiento alimentario*: apetito voraz, falta de saciedad, actitudes compulsivas, visitas a la nevera, levantarse por la noche para comer...

— *Exploración física por parte del médico*, descartando enfermedades asociadas, y la presencia de hipertensión arterial, bocio y otras alteraciones tiroideas, obesidad de tipo «pera» (ginoide) o de tipo «manzana» (androide).

— *Determinación del riesgo cardiovascular.*

— *Estudio analítico completo,* para confirmar o descartar alteraciones de los lípidos y colesterol asociados, diabetes, alteraciones del tiroides, afecciones hepáticas (presencia de grasa hepática)...

— *Manejo individualizado del paciente,* según el estudio médico previo, debido al riesgo de aparición de depresiones o de desarrollo de un trastorno de la conducta alimentaria en personalidades predispuestas.

— *Tratamiento de las enfermedades asociadas,* de forma simultánea, de la hipertensión, diabetes o hiperlipidemias (colesterol), de las alteraciones tiroideas o suprarrenales.

Capítulo 2

Aspectos psicológicos. ¿Cuál es tu perfil?

La mayoría de la gente que acude a mi consulta tiene exceso de peso porque comen más de lo que necesitan, llevan una alimentación desordenada y no realizan ejercicio físico. Muchos de mis pacientes esperan que la causa de su sobrepeso sea un problema metabólico o fisiológico y que pueda resolverse de una manera fácil y sin esfuerzo. Pero muchas veces son causas psicológicas las que nos llevan a una mala conducta alimentaria. Si queremos perder peso y mantenerlo a largo plazo debemos descartar cualquier problema psicológico que nos impida cambiar nuestros hábitos alimentarios.

Por eso en este capítulo me he querido centrar en contar la historia de cinco personas, todas ellas con exceso de peso, que fracasaron en sus dietas porque sólo pensaban en lo que comían y no en por qué comían. Puede que te sientas identificado con alguno o más de uno de estos perfiles alimentarios y descubras algún problema psicológico escondido que te ha hecho sobrealimentarte. Entonces podrás enfrentarte a tus problemas, cambiarás tu conducta alimentaria, reducirás peso y mejorarás tu vida.

PERFIL 1: EL CASO DE ANA

Ana acudió a mi consulta por un problema de sobrepeso; a sus veintiocho años había hecho una gran variedad de dietas, algunas dirigidas por un médico, pero en su gran mayoría la que había encontrado en una revista o la que le había comentado su amiga o una vecina; y en todas había fracasado. La primera semana la seguía estrictamente, y perdía algo de peso, pero en cuanto se relajaba (y ello siempre ocurría a los pocos días) recuperaba el peso perdido y aún ganaba algún kilo más. Ella se culpaba a sí misma por su falta de voluntad. ¿Era realmente un problema de falta de voluntad? No era ésa la causa, sino que Ana sufría de ansiedad, y por ello utilizaba la comida para relajarse, y comía más de lo necesario, y esto le llevó a engordar.

Ana siempre había sido una persona nerviosa, desde pequeña había desarrollado un temperamento ansioso. En la escuela sus profesores decían que era una niña que se preocupaba demasiado por las cosas y que cualquier situación nueva le suponía un motivo de angustia. Cuando Ana fue a la universidad se enfrentó a un ambiente nuevo y como había una gran exigencia de resultados académicos lo pasó bastante mal. Tanto que dudaba de su capacidad como estudiante, temía los exámenes, le agobiaba no aprovechar al máximo las clases y le obsesionaba su futuro profesional. Le resultaba muy difícil vivir el presente, siempre navegaba entre el pasado y el futuro. Decía que al terminar la carrera se sintió un poco más aliviada, pero sus preocupaciones no desaparecieron, sino que encontró nuevas causas de inquietud y ansiedad: el miedo a la vida. Permanecía en una constante angustia y cuanto más novedoso y desconocido era su entorno, más sufría y más excursiones realizaba hasta la nevera. La comida se convertía en una forma de aplacar la ansiedad, en una especie de fármaco ansiolítico.

Fue así como Ana cogió algunos kilos de más y empezó a realizar diversas dietas, que empezaba con ilusión pero que nunca le dieron resultado. Cuanto más fracasaba en sus intentos de perder peso, más ansiedad tenía, crecían sus preocupaciones (la más importante era lo gorda que estaba y que no lograba adelgazar) y aumentaba su ingesta de alimentos.

¿Dónde estaba el problema? Ana se centraba en lo que comía y no en por qué comía. Hasta que no fuera consciente de que su problema de sobrepeso era debido a su ansiedad, ninguna dieta podría resultar efectiva. Había que controlar primeramente la situación de ansiedad, que era lo que realmente había originado el problema, antes de plantearnos cualquier dieta.

Este problema de ansiedad es mucho más frecuente en nuestro mundo occidental actual de lo que creemos. Quizá conozcas algún caso similar, o te encuentres representado en lo que le pasaba a Ana. ¿Quieres conocer cómo se caracteriza una persona ansiosa?

— Una atención excesiva y constante hacia los posibles peligros existentes en el entorno.

— Una exagerada tendencia a percibir como amenazadoras gran parte de las situaciones que se producen en el día a día.

— Una elevada reactividad del sistema nervioso, con síntomas de activación simpática, como son una fácil percepción de palpitaciones cardiacas, sudoración, temblor fino de manos, sensación de opresión en el pecho o de dificultad para respirar…

— Una forma de comportamiento basado en la evitación pasiva, es decir, no poner en práctica aquellas conductas que consideran asociadas a ciertos estímulos y que se espera que pueden llevar consecuencias negativas.

— Una especial predisposición al análisis, a dar vueltas y vueltas a cada decisión que deban tomar, a cada problema con el que se encuentren, a cada novedad a la que deban hacer frente, con sensación de imposibilidad en la toma de decisiones.

Si eres una persona ansiosa, te sentirás identificada con las características de la personalidad que acabamos de citar. Quizá utilices la comida para tranquilizarte. En estos casos, comer demasiado es un síntoma, y no la causa, de un problema interior. Entonces debes eliminar el origen de tus tensiones y únicamente después conseguirás controlar tu peso corporal.

El problema que se plantea entonces es cómo tratar la ansiedad. Es evidente que existen ciertos componentes genéticos y ambientales que determinan el carácter ansioso de una persona, y éstos no podemos cambiarlos, pero sí moderar sus efectos. A continuación te damos unas pautas para controlar la ansiedad, que te impulsa a comer en exceso:

1. *Intenta ser más positivo,* ve el lado bueno (la botella medio llena) y no pienses siempre en lo peor de las cosas. Identifica el tipo de pensamiento que te provoca la ansiedad y sustitúyelo por otro positivo. Si consigues conocer el origen de tus preocupaciones, ése es el primer paso para buscar una solución. Además, estarás más relajado y no tendrás tanta necesidad de calmar tus nervios comiendo. Si no eres capaz de vencer tus pensamientos negativos por ti mismo, puedes recurrir a especialistas (psicólogos o psiquiatras) que te ayudarán a lograr este objetivo mediante un tratamiento personalizado.

2. *Aprende a relajarte.* Si es necesario, utiliza técnicas de relajación y experimentarás grandes beneficios. El deporte, el yoga, la relajación muscular y otras técnicas de respiración abdominal pueden ser de gran ayuda para reducir los síntomas físicos de ansiedad. Hay expertos en técnicas de relajación que pueden enseñarte a controlar la ansiedad mediante la práctica de diversos ejercicios. Estos ejercicios, además de moderar la ansiedad, hacen que el individuo tome conciencia de su cuerpo, sus emociones y sus pensamientos. Asimismo, reducen tu fatiga, mejoran el sueño y alivian los dolores relacionados con el estrés.

Una vez pongas en práctica estos consejos, conseguirás controlar tu ansiedad y tu conducta alimentaria, la cual te impulsó a comer en busca de un tranquilizante. Y podrás seguir los consejos de la dieta de los inteligentes.

Perfil 2: El caso de María

María vino a mi consulta preocupada por su peso, decía que se sentía cada vez más cansada y que los quince kilos que había cogido durante los últimos diez años ya no le resultaban tan graciosos. María era una persona alegre y bastante despreocupada por su aspecto físico, pero ahora el exceso de peso estaba empezando a afectar a su salud, razón por la que acudió a mi consulta. En la primera entrevista me comentó: «No sé por qué peso tanto... ¡Yo casi no como!» Y realmente era cierto: María no comía; especialmente, no comía sentada a la mesa, y además le era muy difícil recordar qué comía, cuándo comía y cuánto comía.

Cuando le pregunté la ingesta alimentaria del día anterior a la visita vi que su alimentación estaba totalmente desordenada, no tenía horarios fijos de comida, dudaba muchísimo y además se contradecía según iba hablando. Tardamos un buen rato en reconstruir su dieta de un día. ¡Aquello era un caos!

María es una mujer muy activa, con una gran responsabilidad en su trabajo y que cuando llega a casa después de su dura jornada laboral cuida de sus hijos. ¿Cuándo cuida de su alimentación? Nunca. Está tan ocupada que se olvida de prestarle atención a la comida. Pero, sin embargo, María nunca pasa hambre. ¿Por qué? Porque come de camino al trabajo, en la oficina, entre proyecto y proyecto, cuando va en coche, cuando hace la compra, cuando prepara la comida a los niños o cuando les ayuda a hacer los deberes. Pero ella no es consciente de esto, no le presta atención.

María es una comedora compulsiva, ha aprendido a comer rápidamente cualquier cosa y sin detener su actividad diaria. El acto de comer bien merece un poco más de atención. ¿No? Seguramente María nunca se había detenido a pensarlo.

María está obesa porque come demasiado; más que comer picotea, y no precisamente alimentos bajos en calorías, sino que siempre suele elegir los más energéticos: dulces, chocolate, palomitas, patatas chips, cacahuetes, un pedacito de queso...

Si te sientes identificado con este perfil alimentario, vamos a ponernos «manos a la obra»; no es tan difícil, sólo tienes que convencerte de que quieres hacerlo y seguir mis consejos.

Primeramente te diré que no debes obsesionarte por perder peso, no te concentres en tus kilos, sino en tus hábitos alimentarios. Si conseguimos enseñarte a comer, lograremos que pierdas esos kilos que te hacen ser obeso. No se trata de hacer una dieta unos meses, sino de educarte modificando tu conducta alimentaria. No te diré que esto se logre de un día para otro, requiere un esfuerzo y un tiempo, pero merece la pena, si lo que quieres es conseguir un peso saludable para toda la vida.

¡Cambia tus costumbres a partir de YA!
¿Cómo? Cumpliendo estas ocho reglas.

1. *Intenta obligarte a hacer tres o cuatro comidas* al día o incluso cinco si eres de los que meriendas y comes a media mañana.

2. *Procura saborear cada bocado,* masticando despacio y dejando de engullir la comida.

3. *A partir de ahora comerás en la mesa;* si puede ser, en compañía y dedicándole el tiempo que se merece. Intenta no distraerte en otras cosas: televisión, teléfono…

4. *Sírvete tu comida en un plato,* nada de picar un poco de aquí y un poco de allá…

5. *Intenta no hacer sobremesa si esto supone comer más de la cuenta.* Un buen truco también puede ser retirar la comida y seguir charlando si es lo que te apetece. Lo importante es no comer más de lo necesario.

6. *A la hora de hacer la compra,* irás con una lista previa y *te ceñirás a esa lista.* Es preferible ir después de comer, así el hambre no te llevará a comprar (y luego comer) cosas que no debes.

7. *Debes limitar los lugares de comida.* Si puede ser, come en casa y siempre en el mismo sitio. Te será más fácil no pasarte con la comida.

8. *Olvídate de los tentempiés y de los picoteos de pie;* si no, estamos perdidos.

Si cumples estas ocho reglas empezarás a sentir que controlas tu alimentación y estarás preparado para afrontar una terapia dietética y a seguir la dieta de los inteligentes. Eso sí, nunca debes olvidar las ocho reglas, son la base para adelgazar poco a poco hasta alcanzar tu peso razonable y conseguir mantenerlo. ¿A qué esperas? ¡¡¡Pruébalo!!!

PERFIL 3: EL CASO DE JAIME

Jaime, de cuarenta y siete años, es un cocinero de vocación (profesión de riesgo); dice que siempre ha tenido un paladar exquisito para los buenos manjares. Desde pequeño recuerda ser muy exigente con la comida y encantarle hacer «cocinillas». «¿Cuándo toca mi plato favorito?», acostumbraba a preguntarle a su madre. Y se ponía hecho una fiera cuando ésta le servía croquetas congeladas en lugar de las caseras. Decía que no sabían a pollo y se negaba a comerlas.

Ahora Jaime pesa unos 10 kilos de más, tiene hipertensión y la glucosa y el colesterol altos y los médicos le han aconsejado que pierda peso. Pero tiene miedo al fracaso, nunca ha conseguido realizar una dieta más de una semana, le cuesta demasiado renunciar al placer de comer. La comida es su vida, el placer más grande que él conoce a sus cuarenta y siete años de edad. Incluso muchas noches sueña que está cocinando o elaborando una nueva receta. Su vida social se centra en la gastronomía, le encanta hablar de comida y siempre tiene amigos invitados a comer en su casa. Sabe que cocinando él comerá bien. Los fines de semana suele comer fuera con su familia y le entusiasma ir a nuevos restaurantes, prueba tantos platos como le apetece y si queda satisfecho, promete volver otro día. De lo contrario es capaz de no probar bocado e ir a otro restaurante que le complazca más. Para Jaime, las calles de su ciudad son nombres de restaurantes.

¿Por qué es obeso Jaime? Porque consume demasiadas calorías. Parece fácil remediarlo, ¿no? Pues no es tan sencillo, requiere su tiempo y sobre todo ganas de renunciar a algunos placeres. Cambiar nuestra escala de valores frente a la comida. Buscar otros placeres, otras actividades que sustituyan al gran afán que supone para nosotros el acto de comer. ¿Como qué? Ir al cine, practicar algún deporte, disfrutar de la lectura... Seguro que tienes algún *hobby* escondido, alguna actividad que te plazca y que te ayude a cambiar tu conducta frente a la comida.

Si te sientes identificado con el perfil alimentario de Jaime, te voy a confesar que no todos tus hábitos alimentarios son malos. Debo felicitarte, ya que eres una de esas personas que se sienta para comer, que le presta atención a la comida y le dedica su tiempo. Esto nos ayudará a llevar un buen control de tu ingesta alimentaria. Eres de los que no olvida lo que come y esto es bueno, cuando lo que se come es lo necesario. Pero en tu caso comes en exceso y esto te lleva a la sobrealimentación.

¿Podemos ayudarte? Por supuesto. Pero igual que en el caso de María debemos seguir unas reglas, nuestras reglas de oro, que te harán cambiar tus hábitos alimentarios.

1. *Analiza tu alimentación e intenta sustituir los alimentos más calóricos* por otros que contengan menos calorías. Quizá puedan ayudarte los productos bajos en grasas y los elaborados con sustitutos del azúcar. Pero no caigas en el error de pensar que como tienen menos valor energético puedes comer el doble. Estarás autoengañándote.
2. *Cambia los postres dulces por fruta o yogures.*
3. *Utiliza pequeños trucos a la hora de elaborar tus platos:* utiliza especias, salsas con leche desnatada...
4. *Busca obtener placeres de otras actividades que no estén relacionadas con la comida.*

5. *Mastica lentamente* y saborea cada bocado.

6. *Reduce la cantidad de comida.* Comer en plato de postre puede ser muy útil.

7. *Haz que la comida no sea tu vida, sino que forme parte de ella.*

8. Ya estarás preparado para seguir la dieta de los inteligentes.

PERFIL 4: EL CASO DE CAROLINA

Carolina era una mujer de cuarenta años que presentaba una obesidad importante cuando llegó a la consulta acompañada de su marido. Carolina era ama de casa, se había casado muy joven y pasó de los cuidados de su padre a los de su marido y se volcó en la atención a éste y a su hogar. Necesitaba su consejo constantemente para afrontar cualquier situación y se había refugiado en su matrimonio y en el deseo de tener hijos, que nunca pudo ser. Según ella, jamás llegó a aceptar la idea de no tener hijos, pero tampoco admitió que el hecho de no poder formar una familia le suponía un gran vacío en su vida. Ella decía: «Algún día desaparecerán los problemas, tampoco es para tanto...» Carolina no era realmente consciente de la importancia de resolver sus preocupaciones y se desahogaba con su gran amiga: la comida.

Desde su punto de vista, ella se veía feliz si la gente de su alrededor estaba contenta. Siempre se había preocupado de complacer a los demás y hacer que sus neuras (como ella decía) pasasen desapercibidas y esto le había creado una baja autoestima refugiándose en la comida.

Carolina utilizaba la comida como escapatoria a sus problemas, acudiendo a la nevera en busca de una solución a sus preocupaciones. Evidentemente, la solución no estaba en la nevera, pero comer le hacía sentir que sus problemas disminuían. ¿Era así? No, se autoengañaba añadiéndole otra preocupación a su vida: el peso.

Si eres una persona que utiliza la comida para huir de sus problemas, te sentirás un poco identificado con el perfil alimentario de Carolina. Este perfil psicológico no se refiere solamente a las personas que comen para no afrontar malas experiencias del pasado, sino también a las que escapan de las decisiones que hay que tomar en la vida.

Las personas que comen para olvidar lo hacen más frecuentemente y con más cantidad cuanto mayores son sus preocupaciones, y entonces se encuentran con un nuevo problema, el sobrepeso, y su problema original continúa existiendo y le lleva a comer de nuevo. Es un círculo vicioso sin fin, a menos que le pongamos remedio. ¿Cómo?

1. *Identificar y enfrentarnos al problema.* Algunas veces resultan problemas ocultos, difíciles de descubrir; entonces podríamos ayudarnos de la psicoterapia conducida por psiquiatras o psicólogos.

2. *Aprender a reconocer tus sentimientos negativos* e intentar impedir que las emociones que se desencadenan de ellos te lleven a comer en exceso. Si consigues controlar tus sentimientos negativos, controlarás tus

impulsos y te sentirás satisfecho de no acudir con tanta frecuencia a la nevera en busca de alimentos.

3. *Cuando soluciones tus problemas y te enfrentes a la vida dejarás de sentir la necesidad de sobrealimentarte y reducirás peso.*

Muchas personas acaban siendo obesas por culpa de un problema que las conduce a sobrealimentarse igual que le pasaba a Carolina. Digo que le pasaba porque Carolina consiguió, después de diversos intentos, perder peso. Necesitó ayuda psicológica, aprendió a expresar sus sentimientos y a comunicarse con su entorno. Entonces pudo seguir la dieta de los inteligentes. Su matrimonio mejoró, finalmente admitió que tenía la necesidad de ser madre y adoptaron un hijo. Ahora Carolina es madre y no es obesa.

PERFIL 5: EL CASO DE PEDRO

Pedro era un hombre de sesenta y un años; hacía veinticinco que trabajaba en la misma oficina, le aburría su vida y por eso comía en exceso. Pedro era obeso y como consecuencia de su obesidad había terminado siendo diabético. Su comportamiento durante la visita me llamó mucho la atención; iba acompañado de su hija Laura, y era ella la que más hablaba, él permaneció casi todo el tiempo con la cabeza gacha y no me miró a los ojos en ningún momento. Pronunciaba las palabras con voz temblorosa y permanecía en una postura encogida. Pedro era un hombre muy perfeccionista, muy responsable en su trabajo y mantenía su casa impecable, ya que vivía solo. Él decía que siempre se sentía cansado, decaído y que cada día todo le parecía más aburrido. No tenía ninguna afición, se relacionaba poco con la gente y si lo hacía se comportaba de una manera superficial. Era vergonzoso y carecía de amistades, sólo confiaba en su hija. Laura estaba preocupada por él y desde el divorcio de sus padres, aunque ella vivía con su madre, procuraba estar lo más cerca posible de él. Laura le decía: «Papá, debes salir, divertirte... no puedes estar toda la vida tan triste» y su padre siempre le contestaba: «Hoy no, Laura, estoy bajo de ánimo, quizá mañana», pero el mañana nunca llegaba.

Cuando le hice la encuesta dietética vi que Pedro no comía por placer, comía por aburrimiento, porque estaba decaído y necesitaba sentirse con más energía. Cuando salía del trabajo, la mayoría de las veces deprimido, pasaba por el supermercado y compraba comida. Llegaba a su casa, se tumbaba en el sofá y estaba unas tres horas picoteando sin parar esperando que su bajo estado de ánimo desapareciese. Pero entonces se sentía aún más decaído y como resultado se sobrealimentaba y aumentaba de peso. Pedro comía en exceso para mejorar su ánimo, pero sólo conseguía ser más infeliz y aumentar su peso.

Pedro utilizaba la comida como antidepresivo. ¿Qué hay que hacer en este caso? Hay que intentar cambiar nuestro estado de ánimo; si no luchamos por cambiar el estilo de vida que nos ha hecho infeliz, no seremos capaces de controlar nuestro peso. ¿Cómo lo conseguiremos? A través de tratamientos psicológicos que eliminen las conductas problemáticas que te llevan a sobrealimentarte.

Las personas que utilizan la comida como un antidepresivo ven la vida normalmente de una manera muy negativa y creen que nunca podrán cambiar su actitud frente a la comida, no le ven solución.

La depresión se ve favorecida por una predisposición genética y por el entorno de cada individuo. Se puede tratar farmacológicamente (y estos fármacos siempre deben ser prescritos por un médico) y también sirven de gran ayuda las terapias psicológicas.

La psicoterapia para tratar la depresión se centra en cambiar nuestra conducta y los pensamientos negativos y así poder mejorar nuestro estado de ánimo. Debes erradicar el problema y no eludirlo; si consigues hacerlo, mejorarás tu estado de ánimo y tu tendencia a comer en exceso se reducirá y perderás peso poco a poco, siguiendo la dieta de los inteligentes, sin restricciones excesivas, hasta llegar a un peso saludable.

Capítulo 3

Elige tu dieta.
La dieta inteligente

Antes de empezar una dieta plantéate si realmente estás motivado para perder peso y a mantener esta pérdida a largo plazo. Ello implica el cambio de los hábitos nutricionales y de vida, incorporando el ejercicio físico.

> *Márcate objetivos realistas, asumiendo que el ritmo adecuado de pérdida de peso no debería ser mayor de 1 kg a la semana, para estar seguros de que los kilos que se están perdiendo son de grasa acumulada.*

Cualquier ritmo más rápido de pérdida de peso implica que lo que se está perdiendo no es sólo grasa, sino agua y tejido magro. Cuando se quiere adelgazar, hay que hacerlo de la misma forma en que se cogieron esos kilos de más, es decir, lentamente. Y es que está comprobado que no hay fórmulas ni dietas mágicas para adelgazar.

La forma más adecuada para perder peso es mediante una dieta equilibrada. Para ello, hay que tomar de todo en su justa medida, aprendiendo ciertos hábitos dietéticos y de vida que son los que nos van a ayudar a mantener el peso perdido a largo plazo. Se debe aprender a hacer una dieta correcta sin renunciar al placer de la comida, y además acostumbrarse a realizar algún tipo de ejercicio físico diariamente. La sociedad actual es sedentaria: coches, ascensores, ordenadores...

Mediante una dieta equilibrada, el objetivo que se propone a continuación es conseguir una reducción de peso progresiva, manteniendo unos hábitos nutricionales adecuados que incorpores a tu vida.

Es muy importante no saltarse ninguna comida, ni tampoco picotear entre horas. La mayoría de los «picoteos» son de alimentos que engordan.

No se especifica la cantidad exacta de comida de cada plato, ya que cada persona tiene unos requerimientos nutricionales individuales. Simplemente, come un solo plato, es decir, no repitas. Para las personas de constitución más pequeña y las de mayor edad (que tienen menores necesidades) un truco sencillo es no llenar demasiado los platos o usar platos de postre.

Es importante la forma de preparar los alimentos: se aconseja cocinar al vapor, hervido o escalfado, al horno, a la sal, a la plancha o parrilla, en papillote... Procura evitar las frituras, rebozados y empanados, rehogados, estofados, guisos, salsas. Es preferible utilizar aceite de oliva, pero, debido a su alto aporte calórico, restringe su consumo a dos cucharadas al día. Como normas generales, vamos primero a dar una lista de alimentos aconsejados y desaconsejados (pero no prohibidos).

ALIMENTOS ACONSEJADOS:

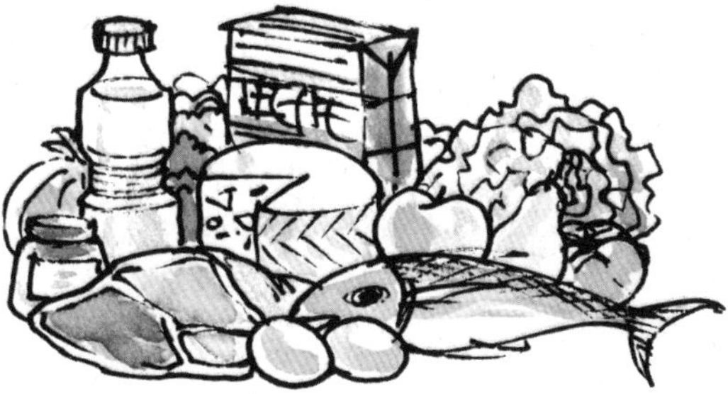

Lácteos: Desnatados, queso de Burgos, requesón, queso en porciones *(light)*, yogur descremado.
Carnes: Ternera, conejo, solomillo de buey, caña de lomo, pollo y pavo (sin piel).
Embutidos: De pollo o pavo, jamón serrano o York, fiambres especiales bajos en grasa.
Pescados: Blancos preferentemente; mariscos cocidos o a la plancha; *moluscos:* mejillones, ostras, almejas, boquerones en vinagre.
Huevos: La clara.
Cereales integrales no azucarados: Pan y tostadas integrales (preferentemente). Arroz y pasta integral.
Verduras, hortalizas y legumbres: Todas.
Frutas: Frescas, frescas batidas y macedonia sin azúcar, al horno sin añadir azúcar.

Aceite de oliva: Dos cucharadas al día.
Salsas: A base de hortalizas y bajas en grasa.
Condimentos: Limón, vinagre, especias.
Bebidas: Caldos desgrasados, infusiones, zumos naturales sin azúcar, bebidas *light*.

ALIMENTOS DESACONSEJADOS:

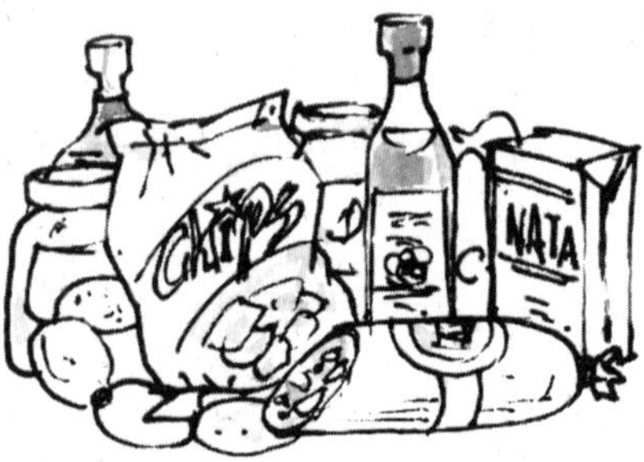

Lácteos: Leche entera, quesos grasos o muy curados, nata, flan, *mousse*.
Carnes: Cerdo, cordero, carne picada.
Embutidos: Chorizo, salchichón, salami, bacón, paté y *foie gras*.
Pescados: Huevas.
Yemas de huevos.

Cereales: Con azúcar, miel o chocolate añadido.
Patatas: Chips, fritas.
Frutas: Frutos secos, aguacate y aceitunas, fruta en almíbar.
Salsas: Mayonesa, bechamel, con nata.
Condimentos: Fuertes y picantes.
Repostería: Bollería, repostería industrial.
Bebidas: Caldos no desgrasados, chocolate y cacao, bebidas azucaradas, batidos lácteos de leche entera y bebidas alcohólicas.

Recuerda:

La mejor dieta para adelgazar es aquella que no te hace sentir esclavo de la comida.

La dieta que no funciona es la que realmente no se hace.

La dieta ideal es una dieta variada, personalizada y práctica.

No tiene sentido ofrecer la misma dieta a todas las personas con sobrepeso u obesidad.

La dieta que adelgaza a tu vecina no tiene por qué funcionarte a ti.

Por todo ello, a continuación te ofrecemos un tipo de dieta segura y eficaz, pero he de dejar claro que entre las siguientes apostamos por la sana, equilibrada e idónea para cualquier persona: es la de los inteligentes. Porque lo que interesa es que tú adelgaces educándote nutricionalmente, te recomiendo la dieta por intercambios o denominada «la dieta de los inteligentes».

La dieta inteligente: dieta por intercambios

A esta dieta, denominada *dieta por intercambios,* yo la llamo «la dieta inteligente» por varias razones.

1. Es la dieta que da más libertad a la hora de confeccionar los menús.
2. Si te decides por la dieta de intercambios harás una elección inteligente.
3. El sistema de intercambios puede parecer a simple vista un poco complicado, pero cuando lo pongas en práctica conseguirás una dieta variada, a tu gusto y que se ajuste a tus necesidades.

El término *intercambio se refiere a una cantidad de alimento que contenga 10 g de hidratos de carbono o 10 g de proteínas o 10 g de grasas.* Por ejemplo, 15 g de arroz equivalen a un intercambio de hidratos de carbono, ya que el alimento es principalmente hidrocarbonado y contiene 10 g de carbohidratos. Te habrás dado cuenta de que 15 g de arroz no representa una ración culinaria normal de este alimento, que son 50-80 g. Para que no se den confusiones, llamaremos intercambio y no ración a esta cantidad de alimento.

La dieta por intercambios consiste en planificar diariamente las cantidades de alimentos (números de intercambios) según las calorías de la dieta, eligiendo tú los alimentos que más te gustan o que más te apetecen.

A continuación proporciono unas tablas de intercambios para sustituir unos alimentos por otros y así conseguir una dieta variada y personalizada. Estas tablas están confeccionadas con alimentos españoles, unificados por el contenido en grasa, proteínas e hidratos de carbono.

— Un intercambio de carbohidratos (proviene de verduras, hortalizas, pan, pasta, arroz, legumbres y frutas) equivale a 10 g de carbohidratos.

— Un intercambio de proteínas (carne, pescado y huevo) equivale a 10 g de proteínas.

— Un intercambio de grasas (aceite y grasas) equivale a 10 g de grasa.

El valor calórico de tu propia dieta lo puedes obtener a partir del cálculo del gasto energético total (que computamos en la sección anterior). Una vez calculado el gasto energético total, te haremos una restricción calórica de 500 kcal, así conseguiremos que tu organismo queme más calorías de las que ingieres. Y obtendremos lo que se llama un balance energético negativo, que nos va a adelgazar. Por ejemplo, si tu gasto energético total es de 2.000 kcal, deberás realizar una dieta de 1.500 kcal, según las tablas que te ofrecemos en las siguientes páginas. Pero hemos de tener en cuenta que esto lo haremos para conseguir perder peso, pero si queremos mantenernos no será necesaria la restricción de las calorías y podremos mantenernos en el peso deseado.

En la siguiente tabla te mostraremos el reparto de intercambios según las calorías de tu dieta, que deberás consumir a lo largo del día:

Grupos de alimentos	Valor calórico de la dieta (kcal)			
	Dieta de 1.000	Dieta de 1.200	Dieta de 1.500	Dieta de 1.800
Lácteos	3	3	2	2
Verdura	2	2	2	2
Fruta	3	6	6	6
Féculas	5	5	10	12
Alimentos proteicos	3	4	4	5
Grasas	2	2	3	4
	N.º de intercambios a consumir durante el día			

Ahora ya sabemos el número de intercambios que podemos hacer en un día en función de nuestras necesidades calóricas, de cada grupo de alimentos, según el valor calórico de nuestra dieta. Sólo nos quedará planificar los horarios de comidas (el reparto de estos intercambios en tomas alimentarias) y los tipos de menús según nuestra habilidad para elaborarlos. También será de vital importancia familiarizarnos con la lista de intercambios de alimentos (expuesta a continuación).

Por ejemplo, si te corresponde hacer una dieta de 1.000 kcal, te tocan tres intercambios de alimentos proteicos (además de 3 de lácteos, 2 de verdura, 3 de fruta, 5 de féculas y 2 de grasas) a lo largo del día.

Si te sirves de las listas de intercambios, que se muestran en las siguientes páginas, puedes ver que, entre los alimentos proteicos 50 g de ternera negra equivalen a 1 intercambio.

Por tanto, puedes comer, si te apetece, un filete de ternera de 150 g. Si lo que te apetece es pescado, veras que 1 intercambio de cualquier pescado blanco equivale a 70 g. Así pues, podrás tomar 3 intercambios, que serían 140 g de merluza (2 intercambios) con 50 g de marisco (1 intercambio), o sólo 210 g de merluza.

Distribución de los intercambios por tomas diarias

Dieta de 1.000 kcal

Desayuno: 1 intercambio de lácteos + 1 intercambio de féculas.

Media mañana: 1 intercambio de lácteos + 1 intercambio de frutas.

Comida: 2 intercambios de féculas + 1 intercambio de verduras + 2 intercambios de alimento proteico + 1 intercambio de frutas + 1 intercambio de grasas.

Merienda: 1 intercambio de lácteos.

Cena: 2 intercambios de féculas + 1 intercambio de verduras + 1 intercambio de alimentos proteicos + 1 intercambio de frutas + 1 intercambio de grasas.

Dieta de 1.200 kcal

Desayuno: 1 intercambio de lácteos + 1 intercambio de féculas.

Media mañana: 1 intercambio de lácteos + 2 intercambios de frutas.

Comida: 2 intercambios de féculas + 1 intercambio de verduras + 2 intercambios de alimentos proteicos + 2 intercambios de frutas + 1 intercambio de grasas.

Merienda: 1 intercambio de lácteos

Cena: 2 intercambios de féculas + 1 intercambio de verduras + 2 intercambios de alimentos proteicos + 2 intercambios de frutas + 1 intercambio de grasas.

Dieta de 1.500 kcal

Desayuno: 1 intercambio de lácteos + 2 intercambios de féculas + 1 intercambio de grasas.

Media mañana: 2 intercambios de frutas.

Comida: 4 intercambios de féculas + 1 intercambio de verduras + 2 intercambios de alimentos proteicos + 2 intercambios de frutas + 1 intercambio de grasas.

Merienda: 1 intercambio de lácteos.

Cena: 4 intercambios de féculas + 1 intercambio de verduras + 2 intercambios de alimentos proteicos + 2 intercambios de frutas + 1 intercambio de grasas.

Dieta de 1.800 kcal

Desayuno: 1 intercambio de lácteos + 2 intercambios de féculas + 1 intercambio de grasas.

Media mañana: 2 intercambios de féculas + 1 intercambio de alimentos proteicos.

Comida: 4 intercambios de féculas + 1 intercambio de verduras + 2 intercambios de alimentos proteicos + 2 intercambios de frutas + 1,5 intercambio de grasas.

Merienda: 1 intercambio de lácteos + 2 intercambios de frutas.

Cena: 4 intercambio de féculas + 1 intercambio de verduras + 2 intercambios de alimentos proteicos + 2 intercambios de frutas + 1,5 intercambio de grasas.

Para facilitarte el trabajo te voy a dar algunos ejemplos de menús, pero, como bien dice la palabra, sólo son ejemplos, para que entiendas el sistema de intercambios. Los menús deberás confeccionarlos tú mismo según tus gustos. Se trata de que sea una dieta personalizada y sin monotonía.

Por ejemplo, si yo tengo 1 intercambio de lácteos y 1 intercambio de féculas en el desayuno (como es el caso de la dieta de 1.000 y 1.200 kcal) podría tomar:

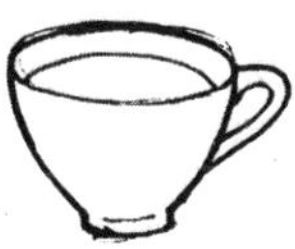

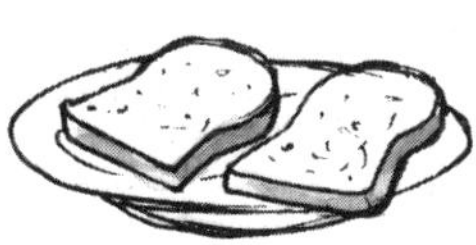

INTERCAMBIO DE LÁCTEOS: elegir entre 1 TAZA DE LECHE o 2 YOGURES

INTERCAMBIO DE FÉCULAS: elegir entre 20 G DE PAN o 2 BISCOTES o 15 G DE CEREALES o 3 GALLETAS MARÍA

Con este ejemplo entendemos que el lunes podríamos desayunar yogures y galletas; el martes, café con leche y cereales y el miércoles tostadas con leche..., etc. O si nos apeteciera combinar los alimentos de otra manera también podríamos hacerlo, al igual que si nos gustara tomar cada día un desayuno fijo.

En la dieta de 1.500 kcal tienes 1 intercambio de lácteos + 2 intercambios de féculas + 1 intercambio de grasas. Por tanto, podrías tomar:

Además de la taza de leche (1 lácteo): 40 g de pan (2 intercambios de féculas) con aceite de oliva (1 cucharada) (10 g de grasas).

Ahora te toca a ti. Supongamos que para la comida tienes la opción de: 4 intercambios de féculas, 1 intercambio de verduras, 2 intercambios de alimentos proteicos, 2 intercambios de frutas y 1,5 intercambio de grasas (como en el caso de la dieta de 1.800 kcal) en una comida. ¿Qué podrías comer?

Ejemplos de menús

Menú-ejemplo número 1: Comida de la dieta de 1.800 kcal

Si eres de los que te gusta comer pan, puedes transformar los 4 intercambios de féculas en 80 g de pan (recuerda que 1 intercambio son 40 g) y comer una ensalada de primero (1 intercambio de verduras). De segundo puedes usar los 2 intercambios de alimentos proteicos y comerte un filete de ternera de 100 g. Dispones de una cucharada y media de aceite que usarás para la ensalada y el filete. Y de postre elegirás la fruta que te apetezca; eso sí, una pieza mediana.

MENÚ	GRAMOS	INTERCAMBIOS
Ensalada variada	300	1
Filete de ternera a la plancha	100	2
Pan	80	4
Fruta	200	2
Aceite	15	1,5

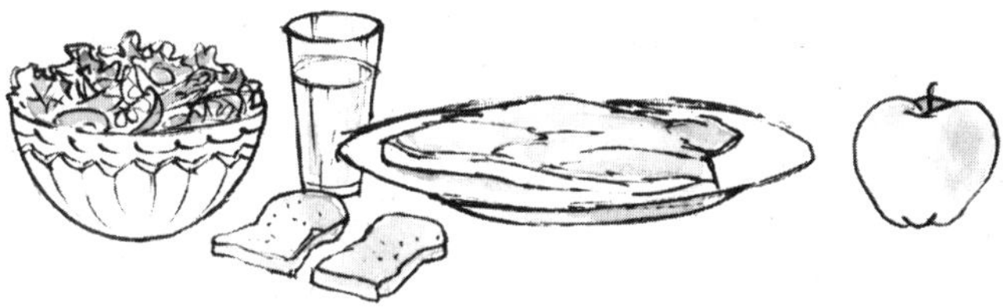

Menú-ejemplo número 2:

Si te apetecen unas legumbres, por ejemplo, unos garbanzos con espinacas, ¿podrás comerlos? ¿Por qué no? Puedes usar los 4 intercambios de féculas y cocer 80 g de garbanzos, (este peso es en crudo). Si no te apetece pesarlo, puedes medirlo con una cuchara sopera (80 g de legumbres = 12 cucharadas soperas de legumbres cocinadas). Evidentemente, en esta comida no podrás tomar pan, pero si te apetece mojar los garbanzos con un poco de pan, puedes reducir la cantidad de legumbres y comer pan (60 g de legumbres + 20 g de pan). Aquí todo es posible, sólo es cuestión de aprovechar la imaginación.

¿Qué te parece pescado de segundo? Por ejemplo, merluza al horno con limón (150 g).

Y de postre, que no falte la fruta.

El aceite (1,5 intercambio) se usará en los garbanzos y en el pescado.

MENÚ	GRAMOS	INTERCAMBIOS
Garbanzos con espinacas		
Garbanzos	80	4
Espinacas	300	1
Merluza al horno con limón	150	2
Fruta	200	2
Aceite	15	1,5

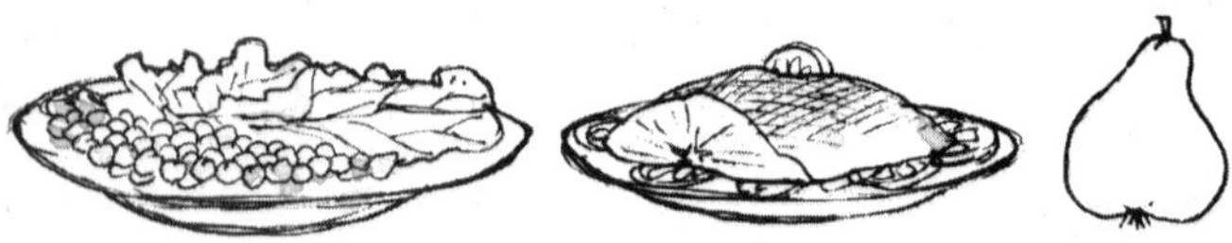

Menú-ejemplo número 3:

Supongamos para una cena:

Judías verdes (1/2 intercambio) con patatas (150 g = 3 intercambios) y 20 g de pan.

De segundo, una tortilla francesa de 2 huevos con ensalada.

Y de postre, una fruta del tiempo.

La grasa (1,5 intercambio) la usamos para aliñar la verdura y para hacer la tortilla.

MENÚ	GRAMOS	INTERCAMBIOS
Judías verdes con patatas		
Judías verdes	100	1/2
Patatas	150	3
Tortilla francesa con ensalada		
Tortilla francesa	100	2
Ensalada	150	1/2
Pan	20	1
Aceite	15	1,5

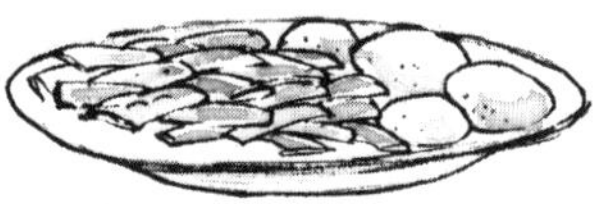

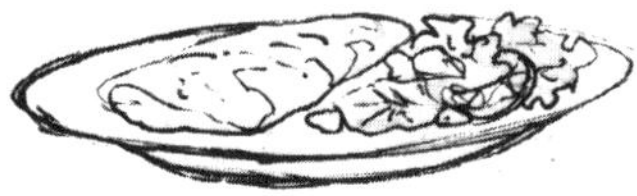

Menú-ejemplo número 4:

Para cenar: ensalada de arroz con huevos y mayonesa; de postre: fruta

Ensalada (1 intercambio de verduras) de arroz (4 intercambios de féculas) con 2 huevos duros (2 intercambios de alimentos proteicos) y 1,5 cucharada de mayonesa (1,5 intercambio de grasas).

Y de postre, una fruta.

MENÚ	GRAMOS	INTERCAMBIOS
Ensalada de arroz		
Ensalada	300	1
Arroz	60	4
Huevo duro	100	2

Fruta	200	2
Mayonesa	15	1,5

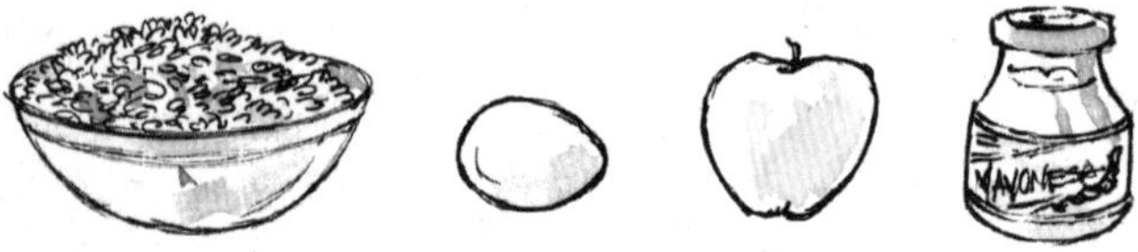

Menú-ejemplo número 5:

Un comida con un primero de pasta y pollo de segundo, con ensalada: espirales de pasta (60 g en crudo = 12 cucharadas soperas en cocido) con verdura (100 g).

De segundo, pollo a la plancha con ensalada de tomate.

De postre, una fruta mediana.

MENÚ	GRAMOS	INTERCAMBIOS
Espirales de pasta con verduras		
Pasta	60	4
Verduras	100	1/2
Pollo a la plancha con ensalada de tomate		
Pollo a la plancha	100	2
Ensalada de tomate	100	1/2
Fruta	200	2
Aceite	15	1,5

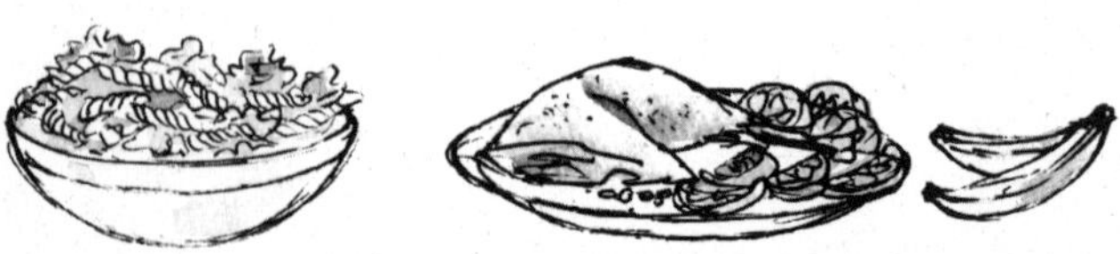

Menú-ejemplo número 6:

De primer plato, sopa de pasta.

Y de segundo un bocadillo (¿por qué no?) de pan (60 g) con queso fresco (200 g) o queso semigraso (100 g) o jamón cocido o serrano (100 g) con ensalada variada.

Para finalizar, tomarás una pieza de fruta.

MENÚ	GRAMOS	INTERCAMBIOS
Sopa de pasta	15	1
Queso fresco o,	200	2
Queso semigraso o,	100	2
Jamón	100	2
Ensalada variada	300	1
Pan	60	3
Fruta	200	2
Aceite	15	1,5

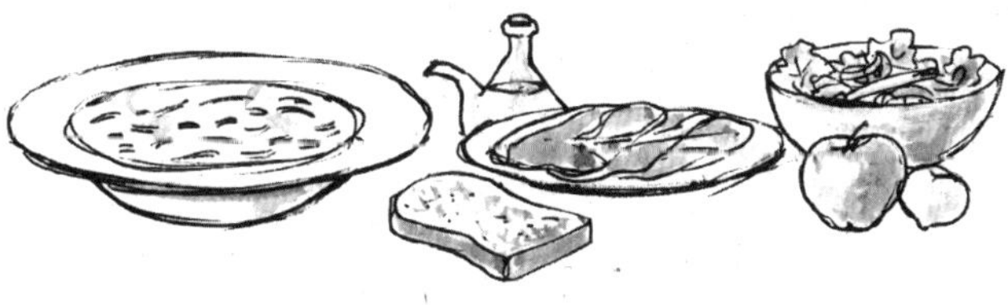

Supongo que después de estos ejemplos ya te habrás dado cuenta de lo variados que pueden llegar a ser los menús. Ahora sólo te falta ponerte manos a la obra. Seguramente al principio te verás algo perdido, pero poco a poco le irás cogiendo el truco y estoy convencida de que *la dieta por intercambios es la dieta de tu vida, y para toda la vida, tanto si deseas perder como si quieres mantenerte, haciendo una dieta sana y equi-*

librada, según tus propios gustos. Ésta sí que es una dieta individualizada.

Lista de intercambios de alimentos

LÁCTEOS

1 INTERCAMBIO = 10 g CH, 6 g de proteínas, 6 g de lípidos

Alimento	Medida culinaria	Cantidad (g)
Cuajada	1 unidad	150
Petit suisse	1 unidad	60
Yogur sabores	1 unidad	125
Leche entera	1 taza	200
Leche desnatada*	1 taza	200
Leche semidesnatada*	1 taza	200
Yogur natural entero	2 unidades	250

* Indica productos bajos en grasa

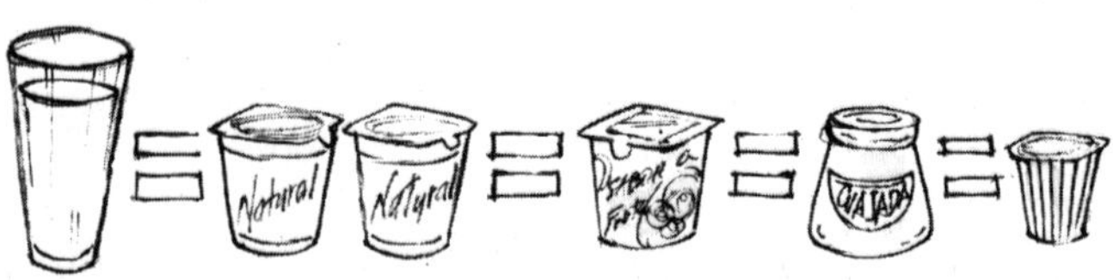

1 VASO DE LECHE = 2 YOGURES NATURALES = 1 YOGUR DE SABOR = 1 CUAJADA = 1 *PETIT SUISSE*

VERDURAS

1 INTERCAMBIO = 10 g CH, 4 g de proteínas

Alimento	Medida culinaria	Cantidad (g)
Acelgas	1 plato	300
Chirivía	1 plato	300
Achicoria	1 plato	300
Berros	1 plato	300
Calabacín	1 plato	300
Endibias	1 plato	300
Escarola	1 plato	300
Espárragos	1 plato	300
Espinacas	1 plato	300
Lechuga	1 plato	300
Pepino	1 plato	300
Tomate	1 plato	300
Berenjenas	1 plato mediano	200
Brécol	1 plato mediano	200
Calabaza	1 plato mediano	200
Cardo	1 plato mediano	200
Coliflor	1 plato mediano	200
Champiñón / setas	1 plao mediano	200
Judías verdes	1 plato mediano	200
Nabos	1 plato mediano	200
Lombarda	1 plato mediano	200
Pimientos	1 plato mediano	200
Puerros	1 plato mediano	200
Rábanos	1 plato mediano	200
Repollo	1 plato mediano	200
Alcachofas	1 plato pequeño	100
Apio	1 plato pequeño	100
Cebolla	1 unidad	100
Coles de Bruselas	1 plato pequeño	100
Remolacha	1 plato pequeño	100
Zanahoria	1 plato pequeño	100

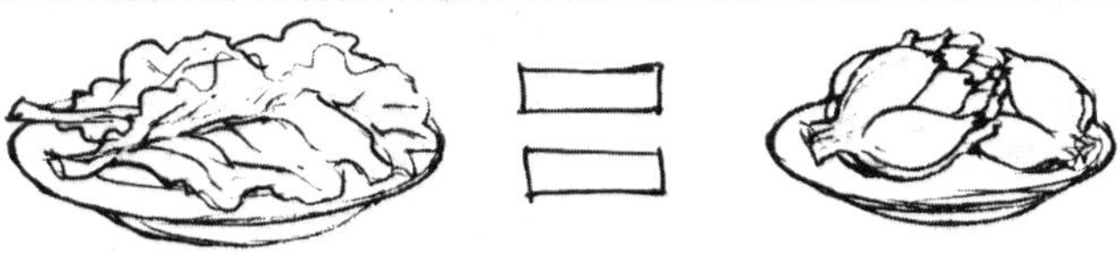

1 PLATO DE ACELGAS = 1 PLATO PEQUEÑO DE ALCACHOFAS

FRUTAS

1 INTERCAMBIO = 10 g de CH, 2 g de proteínas

Alimento	Medida culinaria	Cantidad (g)
Albaricoque	2 unidades	100
Fresas	6-8 unidades	100
Frambuesa	8-10 unidades	100
Granada	1 pieza pequeña	100
Mandarina	2 unidades pequeñas	100
Melocotón	1/2 unidad	100
Naranja	1/2 unidad	100
Pomelo	1/2 unidad	100
Melón	1 tajada	200
Sandía	1 tajada	200
Ciruela	1 unidad	70
Kiwi	1/2 unidad	70
Mango	1 unidad pequeña	70
Manzana	1/2 unidad	70
Moras	1/2 bol pequeño	70
Nísperos	1 o 2 unidades	70
Pera	1 unidad pequeña	70
Piña	1 rodaja pequeña	70
Brevas	1 unidad	50
Caquis	1/2 unidad	50
Chirimoya	1/2 unidad	50
Cerezas	6 unidades	50
Higos frescos	1 unidad	50
Membrillo	—	50
Plátano	1/2 unidad	50
Uvas	8 granos	50

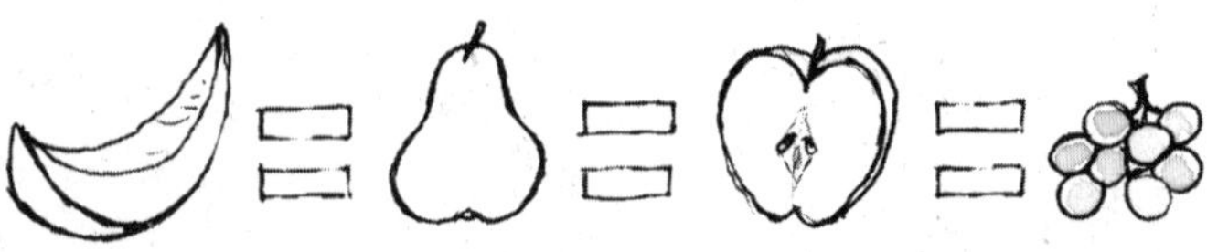

1 RODAJA DE MELÓN (DE 200 G) = 1 UNIDAD PEQUEÑA DE PERA = ½ MANZANA = 8 UVAS

AZÚCARES

1 INTERCAMBIO = 10 g CH, 0 g proteínas, 0 g de lípidos

Alimento	Medida culinaria	Cantidad (g)
Azúcar de mesa	2 cucharaditas café	10
Cacao azucarado	3 cucharaditas café	15
Caramelos	3-4 unidades	10
Dulce de membrillo	2 lonchas finas	20
Jalea	3 cucharaditas café	15
Leche condensada	3 cucharaditas café	15
Mermelada *light*	2 cucharadas soperas	25
Mermelada	3 cucharaditas café	15
Miel	3 cucharaditas café	15

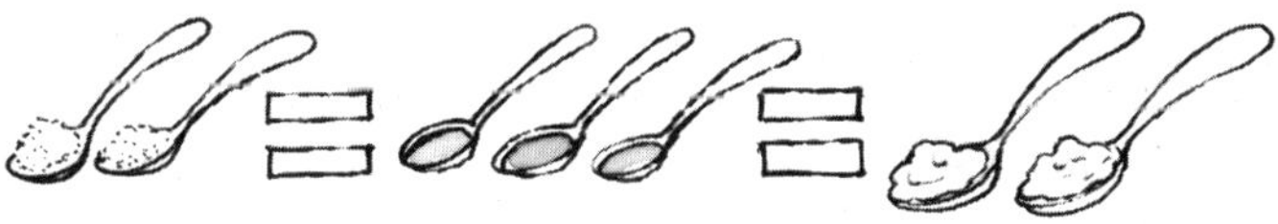

2 CUCHARADITAS CAFÉ DE AZÚCAR = 3 CUCHARADITAS CAFÉ DE MIEL = 2 CUCHARADAS SOPERAS DE MERMELADA *LIGHT*

FÉCULAS

1 INTERCAMBIO = 10 g CH, 2 g de proteínas

Alimento	Medida culinaria	Cantidad (g)
Galletas María	2 unidades	15
Arroz (cocido)	1 cucharada sopera	15
Bollos	15 g	15
Pan	1 rebanada de barrita	20
Biscotes (pan tostado)	2 unidades	15
Cereales	1 cucharada sopera	15
Harina	1 cucharada sopera = 20g	15
Pasta	3 cucharadas soperas (cocida)	15
Sémola	1 cucharada sopera = 20g	15
Legumbres	2 cucharadas soperas (cocida)	20
Tapioca	1 cucharada sopera = 20g	15
Patata	1 unidad pequeña	50
Batata y boniato	1 unidad	20
Espaguetis	20 fideos finos	15
Pasta lasaña	—	15
Pan de molde	1 rebanada	25
Guisantes tiernos	2 cucharadas soperas	60
Habas tiernas	2 cucharadas soperas	60
Maíz tierno	—	100
Palomitas de maíz	2 cucharadas soperas	15

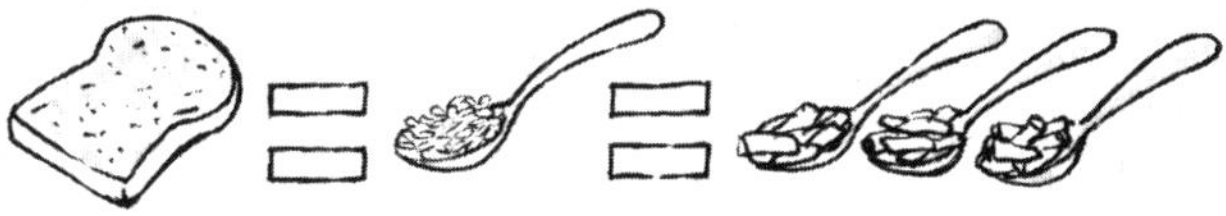

1 REBANADA DE PAN DE MOLDE = 1 CUCHARADA SOPERA DE ARROZ COCIDO = 3 CUCHARADAS SOPERAS DE PASTA COCIDA

ALIMENTOS PROTEICOS

1 INTERCAMBIO = 10 g de proteínas, 5 g de grasas

Alimento	Medida culinaria	Cantidad (g)
Callos	—	50
Caza	—	50
Caballo	—	50
Cabrito	—	50
Cerdo magro	—	50
Conejo	—	50
Codorniz	—	50
Cordero magro	—	50
Hígado / riñones	—	50
Jamón cocido	—	50
Mollejas	—	50
Pavo	—	50
Perdiz	—	50
Pollo	—	50
Ternera magra	—	50

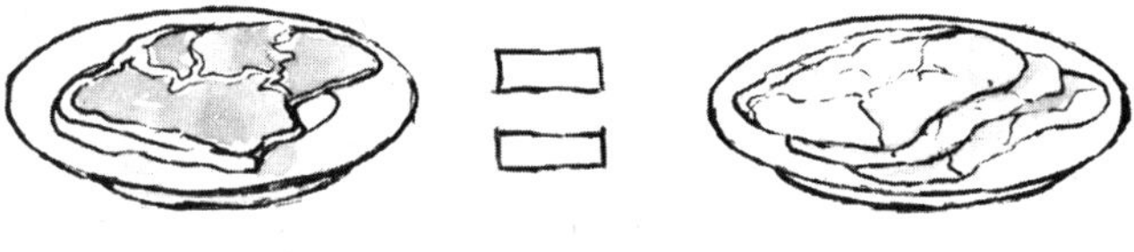

1 FILETE DE TERNERA PEQUEÑO (100 G) (2 INTERCAMBIOS) = 100 G DE JAMÓN COCIDO O LACÓN

PESCADOS Y MARISCOS

1 INTERCAMBIO = 10 g de proteínas, 5 g grasas

Alimento	Medida culinaria	Cantidad (g)
Almejas / chirlas	—	100
Berberechos	—	100
Calamares	—	100
Mejillones	—	100
Ostras	—	100
Pulpo	—	100
Sepia	—	100
Vieiras	—	100
Pescado blanco	—	70
Marisco	—	70
Pescado azul	—	50
Conservas de pescado	—	50
Ahumados	—	50

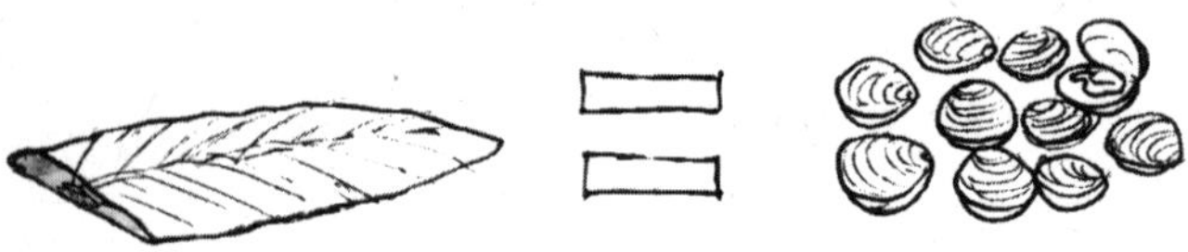

50 G DE SALMÓN AHUMADO = 100 G DE BERBERECHOS =
70 G DE GAMBAS O LANGOSTINOS COCIDOS = 50 G DE SARDINAS
(2 UNIDADES)

HUEVOS-QUESOS

1 INTERCAMBIO = 10 g de proteínas, 5 g grasas

Alimento	Medida culinaria	Cantidad (g)
Huevo	1 unidad	50
Queso desnatado	—	100
Cuajada	—	70
Requesón	—	70
Quesitos desnatados	—	50

CARNES GRASAS-QUESOS GRASOS

1 INTERCAMBIO = 10 g de proteínas, 10 g grasas

Alimento	Medida culinaria	Cantidad (g)
Butifarra	—	50
Carne picada semigrasa	—	50
Cecina	—	50
Gallina	—	50
Jamón serrano magro	—	50
Lengua	—	50
Sesos	—	50
Mozzarella	—	50
Queso lonchas	—	50
Queso de untar	—	50

CARNES MUY GRASAS Y QUESOS GRASOS

1 INTERCAMBIO = 10 g de proteínas, 13 g de grasas

Alimento	Medida culinaria	Cantidad (g)
Chuleta de cerdo	—	50
Chuleta de cordero	—	50
Pato	—	50
Ganso	—	50
Salchichas	—	60
Embutido	—	40
Lacón	—	40
Bacón	—	25
Patés	—	25
Queso	—	50
Queso de bola	—	50
Queso Brie	—	50
Queso Camembert	—	50
Queso de cabra	—	50
Queso de Cabrales	—	50
Queso Emmental	—	50
Queso Gruyère	—	50
Queso manchego	—	50
Quesitos enteros	—	50
Queso parmesano	—	50
Queso Roquefort	—	50

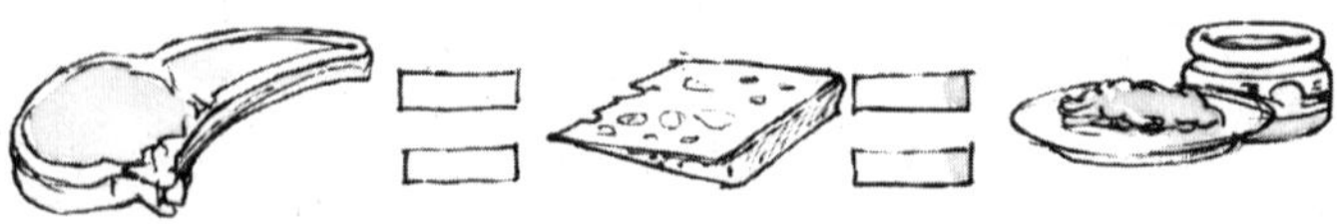

50 G DE CHULETA DE CERDO = 50 G DE QUESO = 25 G DE PATÉ

ALIMENTOS RICOS EN GRASAS

1 INTERCAMBIO = 10 g de grasas

Alimento	Medida culinaria	Cantidad (g)
Aceite de oliva o semillas	1 cucharada sopera	10
Mantequilla	1 cucharada sopera	12
Margarina	1 cucharada sopera	12
Mayonesa	1 cucharada sopera	12
Manteca de cerdo	1 cucharada sopera	12
Mayonesa *light*	2 cucharadas soperas	25
Margarina *light*	2 cucharadas soperas	25
Frutos secos	—	15
Aceitunas	—	45
Nata	2 cucharadas soperas	20
Aguacate	—	80

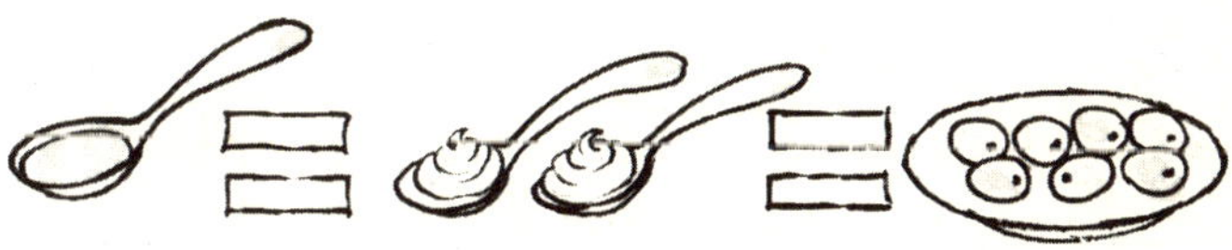

1 CUCHARADA SOPERA DE ACEITE DE OLIVA = 2 CUCHARADAS SOPERAS DE MAYONESA *LIGHT* = 45 G DE ACEITUNAS (6 UNIDADES)

ZUMOS Y BEBIDAS SIN ALCOHOL

1 INTERCAMBIO = 10 g hidratos de carbono

Alimento	Medida culinaria	Cantidad (g)
Bitter	—	100
Horchata de chufa	—	100
Refresco de cola	—	100
Refresco de naranja	—	100
Refresco de limón	—	100
Refresco de lima	—	100
Tónica	—	100
Zumos de fruta	—	100
Refrescos deportivos	—	100
Zumo de tomate	—	100
Cerveza sin alcohol	—	100

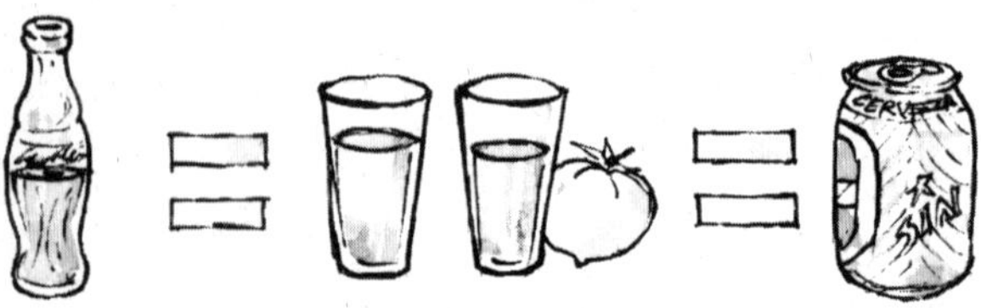

½ BOTELLA DE REFRESCO AZUCARADO (NARANJA, COLA, BITTER, TÓNICA) = 2 VASOS DE ZUMO DE TOMATE = 1 CERVEZA SIN ALCOHOL

Capítulo 4

Las dietas alternativas a la dieta inteligente

La dieta de los prácticos: dietas por raciones

La dieta por intercambios también se puede traducir a raciones de alimentos. De esta forma no referimos de una manera más práctica a los alimentos que debemos consumir, ya que se corresponden a raciones culinarias más parecidas a las habituales, pero también nos da menos libertad a la hora de elaborar nuestra dieta. Puede ser útil para algunas personas que busquen una dieta más práctica, pero que a largo plazo puede resultar, también, más monótona.

Se da un ejemplo de un menú de un día, que deberás adaptar a tus gustos, cambiando los alimentos de la dieta modelo por los alimentos de la tabla de equivalencias.

En la dieta modelo se dan una serie de alimentos, con las cantidades que habrás de tomar de cada uno, y se especifica el grupo de alimentos al que pertenecen. Por ejemplo, en la comida y en la cena se dan acelgas como verdura, pero, evidentemente, entenderás que puedes cambiar esta verdura por cualquiera de las que aparecen en la tabla de equivalencias. Lo mismo sucede con la fruta, los alimentos proteicos, los lácteos y las féculas. En el caso de las féculas, las dividimos en dos grupos, un grupo es el pan y sus derivados y el otro pertenece al resto de las féculas. Si nos fijamos en la dieta modelo, nos desglosa las féculas en pan y arroz, pero no es estrictamente necesario que tomes estos dos alimentos; puedes consumir la ración de fécula que te corresponde exclusivamente a base de pan (o equivalentes) o de arroz (o equivalentes).

La traducción de una dieta por intercambios en forma de raciones no tiene más secreto que conocer las equivalencias de alimentos, respetar sus cantidades y el reparto por tomas de alimentos. Así serás capaz de crear una dieta equilibrada y a tu gusto.

Ejemplo práctico de dieta por raciones

Desayuno

Lácteos	200 cc	leche desnatada
Fécula	20 g	pan

Media mañana

Fécula	40 g	pan
Proteínas	40 g	queso, jamón, atún...

Comida

Fécula	30 g	arroz
Fécula	20 g	pan
Verdura	300 g	
Proteínas	100 g	carne de ternera
Fruta	200 g	manzana

Merienda

Lácteos	200 g	leche desnatada
Fécula	20 g	pan

Cena

Fécula	30 g	arroz
Verdura	300 g	acelgas
Proteínas	100 g	carne de ternera
Fruta	200 g	manzana

Antes de dormir

Lácteos	200 cc	leche desnatada

Aceite / día

30 g de aceite (3 cucharadas soperas al día)

Lácteos

200 ml de leche desnatada equivalen a:
2 yogures naturales desnatados.

Féculas (peso en crudo)

20 g de pan equivalen a:

2 tostadas (tipo Grillé)
2 galletas (tipo María)
15 g de cereales

30 g de arroz equivalen a: 4 cucharadas soperas en cocido

30 g de pasta (6 cucharadas soperas en cocido)
40 g de legumbres (4 cucharadas soperas en cocido)
40 g de pan
100 g de patata
120 g de guisantes
120 g de habas
30 g de sémola o tapioca

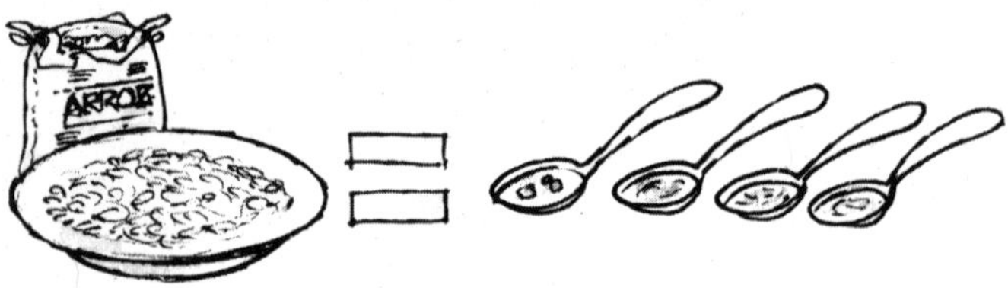

Proteínas (peso en crudo y limpio)

100 g de carne de ternera equivalen a:
100 g buey, pollo, conejo, cordero, vísceras
150 g pescado blanco o azul, marisco
80 g de embutido
80 g de queso
2 huevos

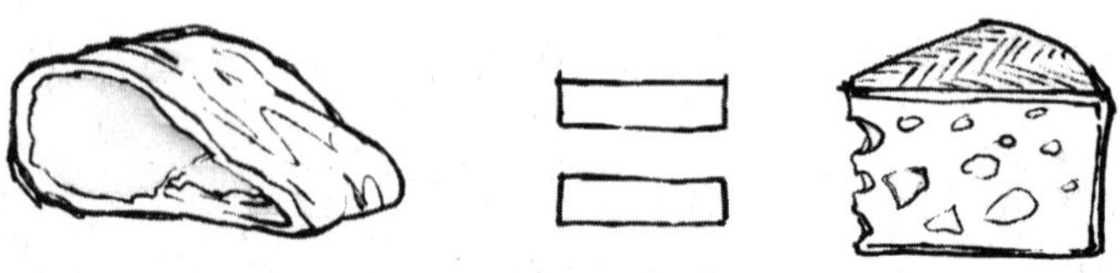

Verdura (peso limpio y en crudo)

300 g de acelgas equivalen a:
300 g de escarola, lechuga, espinacas, setas, endibias, espárragos, pepinos, coliflor, puerros, champiñones, tomate, pimientos.
150 g de zanahoria, alcachofas, remolacha, cebollas.

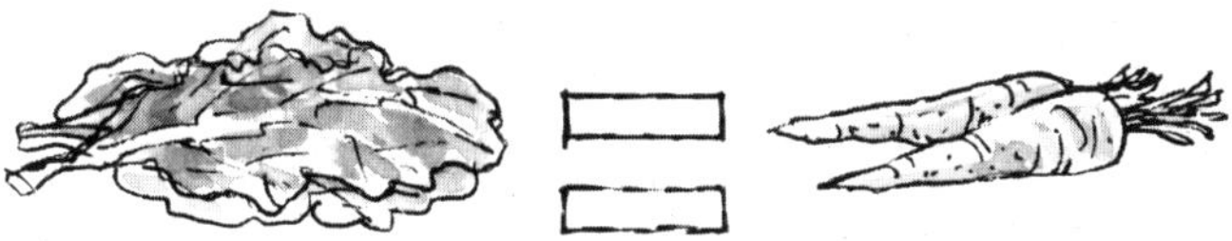

Fruta (peso sin pelar)

200 g de manzana equivalen a:
200 g de albaricoque, pera, melocotón, mandarina, naranja, limón, ciruelas, piña, kiwi
300 g de melón, sandía, fresas, pomelo
100 g de plátano, uvas, cerezas, higos, chirimoya

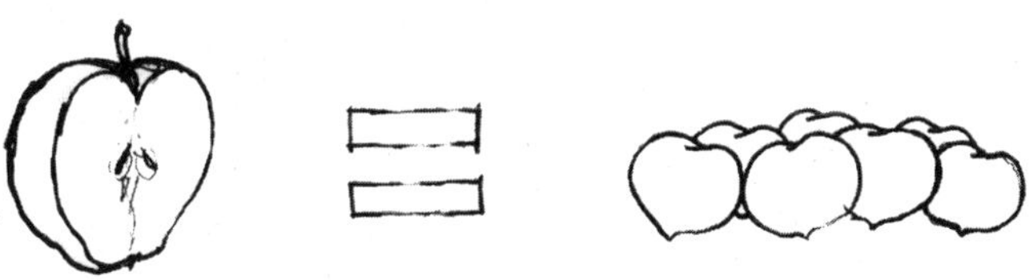

Aceite

1 cucharada sopera equivale a:

1 cucharada sopera de mantequilla, margarina o mayonesa.

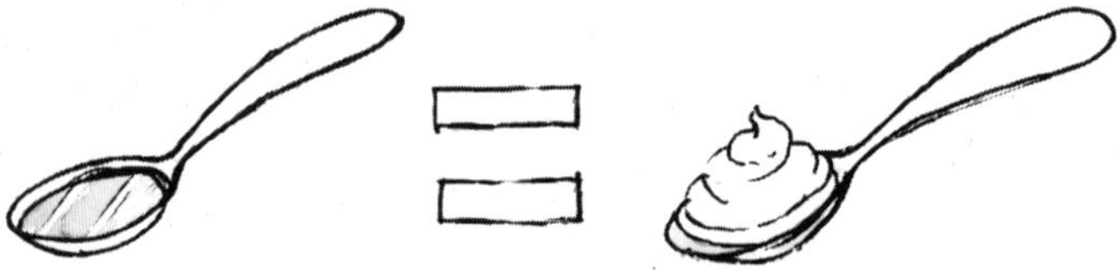

La dieta de los golosos y poco voluntariosos: dieta por puntos

Otro tipo de dieta que te planteo es el que va dirigido a las personas golosas y poco voluntariosas. Esta dieta no es educativa como muy bien indica su nombre, y aunque pueda parecer divertida, uno no puede realizarla durante mucho tiempo, ya que se basa sólo o fundamentalmente en el contenido calórico.

Esta dieta es la *dieta por puntos;* según las calorías que uno necesite, tendrá más o menos puntos, que, traducidos a alimentos, nos dara la dieta de un día. Cada punto equivale a 50 kcal; así, por ejemplo, para realizar una dieta de 1.500 kcal necesitaríamos 30 puntos. Seguramente te habrás dado cuenta de que si sigues una dieta de estas características, sin tener en cuenta el reparto de los principios inmediatos (grasas, proteínas, hidratos de carbono) y las tomas diarias de alimentos (desayuno, media mañana, comida, merienda, cena), podrías caer en el gran error de mal alimentarte, realizando una dieta desordenada, desequilibrada y que careciera de nutrientes esenciales. Si bien esta dieta se ajusta a las calorías que el individuo necesita y puede resultar efectiva a corto plazo, repercutirá negativamente en la salud si no seguimos algunas normas.

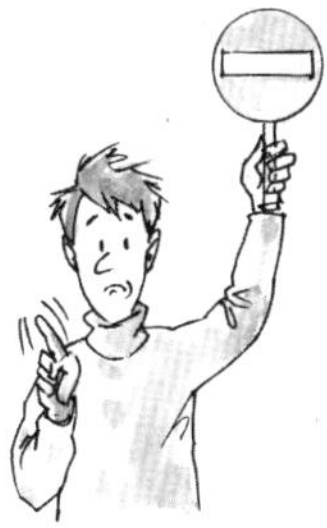

¿Por qué digo que hay que cumplir unas normas? Pues muy sencillo, una persona podría estar realizando una dieta a base de chorizo: 30 lonchas de chorizo equivalen a 30 puntos y esto, traducido a calorías, son 1.500 kcal. Esta persona entendería que está haciendo la dieta a la perfección, su razonamiento sería correcto: una loncha de chorizo es 1 punto, 30 lonchas serían 30 puntos, y si lo multiplico por 50 kcal me da como resultado 1.500 kcal. ¿Dónde está el fallo? En que no estamos haciendo una alimentación variada, equilibrada y sana. Por ello insisto en que debes comprometerte a seguir unas reglas.

Reparto diario de alimentos por puntos

Lo primero que tienes que hacer si eliges esta dieta es, como en el caso anterior, calcular tu gasto energético basal teniendo en cuenta la actividad física y restarle 500 kcal, con el fin de lograr un balance energético negativo.

Una vez tengamos este valor, hay que repartir el número de puntos entre las comidas que vayas a realizar en el día. Evidentemente, es también posible comer todos los puntos en una sola comida, pero esto no es aconsejable. Así, según las kcal de la dieta que tengas que hacer, repartirás los alimentos de la siguiente forma:

Kcal/día	**1.000**	**1.200**	**1.500**	**1.800**
Desayuno y media mañana	5	6	7,5	9
Comida	6	7	9	11
Merienda	3	4	4,5	5
Cena	6	7	9	11

N.º DE PUNTOS EN CADA COMIDA

Reparto de principios inmediatos según los puntos

Kcal/dieta	**1.000**	**1.200**	**1.500**	**1.800**
Grasas	6	7	9	11
Proteínas	3	3,5	4,5	5
Hidratos de carbono	11	13,5	16,5	20

A continuación te doy un listado de alimentos, sus cantidades y el número de puntos que le atribuimos para que puedas confeccionar tu dieta por puntos.

Raciones de alimentos por puntos

CEREALES Y DERIVADOS (CARBOHIDRATOS)

Arroz blanco (1 ración de tamaño medio)	5 ½	puntos
Cereales de desayuno (1 ración)	3	puntos
Harina (20 g)	1	punto
Pan blanco (1 rebanada)	1	punto
Pan de molde (1 rebanada)	1	punto
Pan tostado tipo biscote (1 unidad)	1	punto
Pasta (cualquier tipo, 1 ración media)	6	puntos

PASTELERÍA (CARBOHIDRATOS)

Bizcocho (1 ración)	7	puntos
Bollo, ensaimada, brioche (1 unidad) ...	6 ½	puntos
Donuts, cruasán (1 unidad)	7	puntos
Galletas con chocolate (5 unidades)	8	puntos
Galletas tipo María (5 unidades)	7	puntos
Magdalena (1 unidad)	4	puntos
Pastas de té (1 unidad)	2	puntos
Pastel de manzana (1 ración)	5	puntos
Pastel de queso (1 ración)	6	puntos

AZÚCARES Y DULCES (CARBOHIDRATOS)

Azúcar (1 cucharada)	1	punto
Cacao en polvo (1 cucharada)	1 ½	punto

Chocolate con leche (1 onza)	1	punto
Mermelada con azúcar (1 cucharada) ...	1 ½	punto
Mermelada sin azúcar (1 cucharada)	1	punto
Miel (1 cucharada)	2	puntos

VERDURAS Y HORTALIZAS (CARBOHIDRATOS)

Acelgas (1 ración)	1	punto
Ajo (1 diente)	0	puntos
Alcachofas (3 unidades)	3	puntos
Apio (1 ración)	0	puntos
Berenjenas (1 ración)	1	punto
Berros (1 ración)	½	punto
Calabacín (1 ración)	1	punto
Cardo (1 ración)	1	punto
Cebolla (1 unidad)	1 ½	punto
Champiñón y otras setas (10 unidades) .	1	punto
Col (1 ración)	1	punto
Coles de Bruselas (1 ración)	2	puntos
Coliflor (1 ración)	1	punto
Endibias (1 ración)	½	punto
Escarola (1 ración)	1	punto
Espárragos (10 unidades)	½	punto
Espinacas frescas (1 ración)	1 ½	punto
Espinacas congeladas (1 ración)	1	punto
Guisantes (1 ración)	1 ½	punto
Guisantes congelados (1 ración)	1	punto
Habas tiernas (1 ración)	2	puntos
Judías tiernas (1 ración)	1 ½	punto
Lechuga (1 ración)	½	punto
Maíz dulce en conserva (1 ración)	1	punto
Menestra de verduras (1 ración)	1	punto
Patata cocida (1 ración)	2 ½	puntos

Pepino (1 ración)	½	punto
Pimiento (1 ración)	1	punto
Puerros (1 ración)	1 ½	punto
Puré de patata (1 ración)	3	puntos
Rábanos (1 ración)	½	punto
Remolacha (1 ración)	1 ½	punto
Brotes de soja (1 ración)	1	punto
Tomate natural y zumo (1 ración)	½	punto
Zanahoria (1 ración)	1	punto

LEGUMBRES (CARBOHIDRATOS)

Garbanzos (1 plato)	6	puntos
Guisantes secos (1 plato)	6 ½	puntos
Habas secas (1 plato)	5 ½	puntos
Judías secas (1 plato)	5 ½	puntos
Lentejas (1 plato)	5 ½	puntos

FRUTAS (CARBOHIDRATOS)

Aceitunas (10 unidades)	1 ½	punto
Aguacate (1 ración)	6	puntos
Albaricoque (1 unidad)	½	punto
Cereza (2 unidad)	½	punto
Chirimoya (1 unidad)	3	puntos
Ciruela (1 unidad)	1	punto
Ciruela seca (1 unidad)	5 ½	puntos
Coco (1 rodaja)	12	puntos
Dátil (1 unidad)	3	puntos
Frambuesa (1 ración)	1	punto
Fresa (4 unidades)	½	punto
Granada (1 unidad)	3	puntos
Higos (1 unidad)	1	punto

Higos secos (1 unidad)	3	puntos
Kiwi (1 unidad)	1	punto
Limón (1 unidad)	1	punto
Mandarina (1 unidad)	½	punto
Manzana (1 unidad)	2	puntos
Melocotón (1 unidad)	2	puntos
Melocotón en almíbar (1 unidad)	3 ½	puntos
Melón (1 rodaja)	1	punto
Membrillo (1 ración)	1 ½	punto
Moras (1 ración)	1	punto
Naranja (1 unidad)	2	puntos
Nectarina (1 unidad)	2	puntos
Nísperos (1 ración)	2	puntos
Papaya (1 ración)	2	puntos
Pera (1 unidad)	2	puntos
Piña (1 rodaja)	1 ½	punto
Piña en almíbar(1 rodaja)	2	puntos
Plátano (1 unidad)	3	puntos
Pomelo(1 ración)	1	punto
Sandía (1 rodaja)	1 ½	punto
Uva (1 ración)	2 ½	puntos
Uva pasa (1 ración)	3	puntos
Zumo de frutas (1 vaso)	1 ½	punto
Zumo de naranja (1 vaso)	1 ½	punto

FRUTOS SECOS (1 ración: 45 g)
(CARBOHIDRATOS Y GRASAS)

Almendras (1 ración)	5 ½	puntos
Avellanas (1 ración)	6	puntos
Cacahuetes (1 ración)	6	puntos
Castaña (1 ración)	2	puntos
Nueces, piñones (1 ración)	6 ½	puntos
Pistacho (1 ración)	5	puntos

LÁCTEOS Y DERIVADOS (CARBOHIDRATOS Y PROTEÍNAS)

Cuajada (1 unidad)	2 ½ puntos
Flan de huevo, natillas (1 unidad)	3 puntos
Flan de vainilla, natillas sin huevo (1 unidad)	2 ½ puntos
Leche de cabra (1 vaso)	2 puntos
Leche de oveja (1 vaso)	3 puntos
Leche de vaca condensada, azucarada (1 vaso)	10 ½ puntos
Leche de vaca condensada sin azúcar (1 vaso)	5 puntos
Leche de vaca descremada (1 vaso)	1 punto
Leche de vaca entera (1 vaso)	2 puntos
Leche de vaca semidescremada (1 vaso)	1 ½ punto
Mousse (1 unidad)	2 puntos
Petit suisse natural y de sabores (1 unidad)	2 puntos
Queso blanco desnatado (1 ración)	1 ½ punto
Queso Camembert (1 ración)	6 puntos
Queso de bola (1 ración)	7 puntos
Queso de Burgos (1 ración)	3 ½ puntos
Queso Emmental (1 ración para pasta)	2 ½ puntos
Queso en porciones (1 unidad)	1 punto
Queso manchego (1 ración)	7 ½ puntos
Queso parmesano (1 ración para pasta)	2 ½ puntos
Queso Roquefort (1 ración)	8 puntos
Queso Sveltesse (1 ración)	2 ½ puntos
Requesón (1 ración)	2 puntos
Yogur desnatado (1 unidad)	1 punto
Yogur desnatado con fruta (1 unidad)	2 puntos
Yogur enriquecido con nata (1 unidad)	1 ½ punto
Yogur natural (1 unidad)	1 ½ punto
Yogur natural con fruta (1 unidad)	2 ½ puntos

CARNES, CAZA Y EMBUTIDOS (PROTEÍNAS)

Bacón (1 loncha)	3	puntos
Buey, bistec graso (1 ración)	7	puntos
Buey, bistec semigraso (1 ración)	5 ½	puntos
Buey, solomillo (1 ración)	4 ½	puntos
Butifarra cocida (1 ración)	11 ½	puntos
Butifarra, salchicha fresca (1 ración)	10	puntos
Caballo (1 ración)	4 ½	puntos
Cerdo chuleta (1 ración)	10	puntos
Cerdo hígado (1 ración)	4 ½	puntos
Cerdo lomo (1 ración)	6	puntos
Chicharrón (1 ración)	18	puntos
Chorizos sobrasada (1 ración)	5 ½	puntos
Codorniz y perdiz (1 ración)	3 ½	puntos
Conejo, liebre (1 ración)	5	puntos
Cordero costillas (1 ración)	6 ½	puntos
Cordero hígado (1 ración)	4	puntos
Cordero pierna (1 ración)	7 ½	puntos
Foie-gras (1 ración)	15 ½	puntos
Gallina (1 ración)	11	puntos
Jamón del país (1 loncha)	3	puntos
Jamón York (1 loncha)	2 ½	puntos
Lomo embuchado (1 loncha)	1	punto
Mortadela (1 loncha)	1	punto
Pato (1 ración)	6	puntos
Pavo (1 ración)	6 ½	puntos
Pies de cerdo (1 ración)	9	puntos
Pollo deshuesado (1 ración)	3 ½	puntos
Pollo hígado (1 ración)	4	puntos
Pollo sin deshuesar (1 ración)	2 ½	puntos
Salchichas de Francfort (1 unidad)	2 ½	puntos
Salchichón (1 rodaja)	½	punto
Ternera bistec (1 ración)	7	puntos

Ternera chuleta (1 ración)	6 ½ puntos
Ternera hígado (1 ración)	5 ½ puntos
Ternera lengua (1 ración)	8 ½ puntos
Ternera riñón (1 ración)	3 ½ puntos
Ternera sesos (1 ración)	5 puntos
Ternera solomillo (1 filete)	3 ½ puntos
Tripa (1 ración)	4 puntos

PESCADOS, MARISCOS Y CRUSTÁCEOS (PROTEÍNAS)

Almejas, chirlas (1 ración)	1 punto
Anchoas (5 unidades)	3 ½ puntos
Arenque ahumado (1 ración)	4 puntos
Arenque seco (1 ración)	3 puntos
Atún fresco (1 ración)	10 puntos
Atún en lata, con aceite vegetal (1 ración)	7 puntos
Bacalao fresco (1 ración)	2 puntos
Bacalao, salado, remojo (1 ración)	3 puntos
Bacalao seco (1 ración)	9 ½ puntos
Besugo (1 ración)	3 ½ puntos
Caballa (1 ración)	4 ½ puntos
Calamar, sepia (1 ración)	2 ½ puntos
Cangrejo (1 ración)	2 ½ puntos
Caracoles (1 ración)	2 puntos

GRASAS Y ACEITES

Aceite de oliva o semillas (5 g)	1 punto
Mantequilla (6 g)	1 punto
Mayonesa (6 g)	1 punto
Margarina (6 g)	1 punto
Margarina *light* (15 g)	1 punto
Mayonesa *light* (15 g)	1 punto

También para facilitarte el trabajo te voy a dar algunos menús elaborados por el sistema de dieta por puntos.

Por ejemplo, si realizas una dieta de 1.500, necesitarás 30 puntos, que repartirás en 4 tomas, desayuno y media mañana (7,5 puntos), comida (9 puntos), merienda (4,5 puntos), cena (9 puntos).

Te señalo cinco ejemplos de cada toma para que te sirvan de referencia:

Desayunos y media mañana

Menú n.º 1	PUNTOS
Desayuno	
Café con leche desnatada	1
Cereales	3
Media mañana	
Yogur desnatado	1
Dos galletas María	3
	8 puntos

Menú n.º 2	
Desayuno	
Café con leche	1
Dos biscotes	2
Mermelada (2 cucharadas)	2
Media mañana	
Manzana grande	2
	7 puntos

Menú n.º 3

Desayuno y media mañana

Zumo de naranja	1 ½
30 g de pan	2
Jamón York	2 ½
Yogur desnatado	1
....	7 puntos

Menú n.º 4

Desayuno

Café con leche	1
Dos pastas de té	4

Media mañana

Biscote	1
Queso de Burgos	2
Infusión con sacarina	0
....	8 puntos

Menú n.º 5

Desayuno y media mañana

Café con leche	1
Cruasán	7
....	8 puntos

Como dijimos, al desayuno le corresponde «comernos» 7,5 puntos pero algunas veces, por la dificultad de aproximar con las raciones de alimentos, nos resulta difícil dar con el número de puntos exactos; por ello, te permito un margen de ½ punto, resultando un desayuno desde 7 hasta 8 puntos.

Comidas o cenas

Menú n.º 1

Verdura (1) con patatas (2)	3
Tortilla de un huevo	3
Aceite (1 cucharada sopera)	2
Yogur desnatado	1
	9 puntos

Menú n.º 2

Espaguetis (4) con tomate (1)	5
Pescado al horno	2
Aceite	1
Dos mandarinas	1
	9 puntos

Menú n.º 3

Arroz salteado con verduras	4
Bistec a la plancha	3
Aceite	1
Yogur desnatado	1
	9 puntos

Menú n.º 4

Lentejas con zanahorias	6
Pollo a la plancha	2,5
Kiwi	1
....	9,5 puntos

Menú n.º 5

Ensalada variada	2
Lomo de ternera a la plancha	6
Melón	1
....	9 puntos

Al igual que ocurre con el desayuno, en el caso de la comida y la cena no es necesario que se den 9 puntos exactos, siempre y cuando se sumen aproximadamente 30 puntos a lo largo del día.

Si nos referimos a la merienda, deberemos aportar en una dieta de 1.500 kcal 4,5 puntos; modelo de ello son las siguientes meriendas:

Meriendas

Menú n.º 1

Yogur desnatado	1
Dos galletas	3
....	4 puntos

Menú n.º 2

Café con leche	1
Biscotes	3
....	4 puntos

Menú n.º 3

Zumo de naranja	1,5
Magdalena	3
....	4,5 puntos

Menú n.º 4

Infusión	0
Pastas de té (2)	2
Compota de manzana	2
....	4 puntos

Menú n.º 5

Pan de molde (2 rebanadas)	2
Una loncha de jamón York	2,5
....	4,5 puntos

Si por lo que fuera no te apeteciera merendar, puedes pasar los puntos que te corresponderían a cualquier otra toma, o incluso hacer un pequeño resopón antes de acostarte.

La dieta de los perezosos: dieta prefijada

Es un tipo de dieta muy estricta y que tiene más desventajas que ventajas, pero realmente hay personas a las que les gusta sentirse atadas a un papel que les dice lo que deben comer cada día y en cada momento. Es la dieta que clásicamente se da en forma de papel fotocopiado en la mayoría de las consultas médicas.

Yo no soy muy partidaria de este tipo de dietas, ya que creo que las personas deben tener suficiente criterio y originalidad para saber lo que deben o pueden comer. Además, este tipo de dietas resulta muy monótono y no garantiza una adaptación a sus gustos.

Esta dieta consiste en un menú de siete días, que viene prefijado y que no ofrece la posibilidad de variar unos alimentos por otros. Parece bastante absurdo decidirse por realizar la dieta de los perezosos. La he llamado así porque las personas que son seguidoras de ella son perezosas y prefieren privarse de su libertad a la hora de comer y que se les diga lo que deben ingerir. Así se evitan tener que elegir.

Esta dicta no resulta educativa para las personas que la realizan; además, es la dieta menos flexible de todas las que hemos nombrado. También resulta incómoda de realizar y no da la posibilidad de variar de alimentos.

Por ejemplo, en el menú del día 1 se da pollo en la comida y si ese día no dispones de ese tipo de carne te verás perdido. El día 2 en la comida debes comer lentejas y si no tienes o no dispones de tiempo para elaborarlas, no tendrás ninguna tabla de equivalencias o lista de intercambios de alimentos que te oriente sobre lo que puedes comer en su lugar. Supongo que te darás cuenta de las dificultades que puedes encontrar si realizas esta dieta y de lo poco educativa que resulta; por ello la mayoría de las personas la abandonan al poco tiempo de seguirla.

Día 1

Desayuno

— Un vaso de café con leche desnatada.
— Dos rebanadas de pan integral con una loncha de fiambre de pavo.

Media mañana

— Una pieza de fruta o un zumo.

Comida

— Un plato de menestra de verduras.
— Pollo estofado con cebolla.
— Una rebanada de pan.
— Una pieza de fruta.

Merienda

— Un yogur desnatado con 2 galletas tipo María.

Cena

— Sopa de pasta.
— Tortilla francesa con ensalada de lechuga y tomate.
— Una rebanada de pan.
— Un yogur desnatado.

Día 2

Desayuno

— Un vaso de café con leche desnatada.
— Dos tostadas con una loncha de queso freso.

Media mañana

— Un vaso de zumo de frutas.

Comida

— Un plato mediano de lentejas estofadas con verduras.
— Un bistec de ternera a la plancha con un tomate al horno.
— Una naranja.

Merienda

— Un vaso de leche desnatada.

Cena

— Un plato de espinacas con 1 patata cocida.
— Pescado al horno con zanahoria, cebolla y puerro.
— Una rebanada de pan.
— Una pieza de fruta.

Día 3

Desayuno

— Infusión.
— Yogur desnatado.
— Dos rebanadas de pan con 1 loncha de jamón York.

Media mañana

— Una pieza de fruta.

Comida

— Un plato mediano de arroz salteado con champiñones.
— Lomo a la plancha con 1 berenjena al horno.
— Un yogur desnatado.

Merienda

— Un zumo de frutas.

Cena

— Una patata mediana con alcachofas hervidas.
— Merluza a la plancha con ensalada de lechuga y tomate.
— Una rebanada de pan.
— Una manzana al horno.

Día 4

Desayuno

— Un vaso de leche desnatada.
— Dos rebanadas de pan con una cucharadita de mermelada baja en calorías.

Media mañana

— Un yogur desnatado.

Comida

— Un plato de espinacas con pasas y piñones.
— Lomo a la plancha con media patata asada.
— Una rebanada de pan.
— Una pieza de fruta.

Merienda

— Un vaso de zumo de frutas.

Cena

— Sopa de sémola.
— Un huevo escalfado con ensalada de tomate y zanahoria.
— Una rebanada de pan.
— Un yogur desnatado.

Día 5

Desayuno

— Un vaso de leche desnatada.
— Un bol de cereales sin azúcar.

Media mañana

— Una compota de manzana.

Comida

— Un plato mediano de tallarines con dos cucharadas de salsa de tomate casera y queso rallado.
— Filete de emperador a la plancha, con ajo y perejil con ensalada de lechuga y zanahoria.
— Un yogur desnatado.

Merienda

— Un zumo de frutas.

Cena

— Almejas o mejillones a la marinera.
— Pechuga de ave a la plancha.
— Una rebanada de pan.
— Una pieza de fruta.

Día 6

Desayuno

— Un vaso de leche desnatada.
— Dos tostadas con jamón de pavo.

Media mañana

— Una pieza de fruta.

Comida

— Un plato de judías blancas con verduras.
— Hamburguesa a la plancha con medio calabacín al horno.
— Una pieza de fruta.

Merienda

— Un yogur desnatado.

Cena

— Sopa juliana de verduras.
— Lenguado a la plancha con limón.
— Una rebanada de pan.
— Una pieza de fruta.

Día 7

Desayuno

— Yogur desnatado.
— Infusión.
— Dos rebanadas de pan con dos quesitos *light.*

Media mañana

— Un zumo de frutas.

Comida

— Un plato de espinacas con bechamel (con leche desnatada y aceite).
— Filete de ternera con champiñones.
— Una pieza de fruta.

Merienda

— Un yogur desnatado con fresas o frambuesas.

Cena

— Puré de patata.
— Tortilla francesa con ensalada de tomate y cebolla.
— Una pieza de fruta.

Capítulo 5

Vamos a la práctica. Lo que nunca puedes olvidar antes de hacer una dieta

Ahora que ya has optado y te has informado de la dieta por intercambios o por equivalencias, mentalízate antes de empezarla, plantéate si realmente estás motivado para perder peso y a mantener esta pérdida a largo plazo. Ello implica el cambio de los hábitos nutricionales y de vida, incorporando la realización de ejercicio físico.

Proponte objetivos realistas, asumiendo que el ritmo adecuado de pérdida de peso debería no ser mayor de 1 kg a la semana, para estar seguros de que los kilos que se están perdiendo son de grasa acumulada. Cualquier ritmo más rápido de pérdida de peso implica que lo que se está perdiendo no es sólo grasa, sino agua y tejido magro. Cuando se quiere adelgazar, hay que hacerlo de la misma forma en que se cogieron esos kilos de más, es decir, lentamente.

Las diez reglas de oro

Después de estas lecciones teóricas, creo que ya va siendo hora de que pasemos a la práctica. ¿Estás preparado? Doy por sentado que, si has llegado hasta aquí, es porque te sientes motivado y estás dispuesto a modificar tus hábitos alimentarios. Pues deja de tomar apuntes y préstame atención, porque voy a revelarte la clave para obtener un peso saludable, que te hará vivir más y mejor. Te voy a explicar mis reglas, que son diez.

LAS 10 REGLAS DE ORO

1. *Beber un mínimo de 2 litros de agua diarios.* Puedes consumir libremente Coca-cola *light* y otros refrescos *light* e infusiones sin azúcar (café, té, manzanilla, tila...).
2. *Restringir al máximo el consumo de sal.* La sal no engorda, porque no tiene calorías, pero propicia la retención de líquidos (que aumenta el volumen corporal) y favorece la hipertensión arterial. La forma ideal de condimentar los alimentos será utilizando vinagre, limón, ajo y toda clase de hierbas aromáticas.
3. *Sustituir los lácteos enteros por desnatados* (evitar: flanes, natillas, quesos grasos o fermentados).
4. *Intentar repartir tu alimentación en cinco comidas al día* siendo regular en tus horarios. Come despacio, masticando bien y no picotees fuera de las comidas.
5. *Restringir al máximo el consumo de bebidas alcohólicas.* El alcohol no nos proporciona ningún nutriente y por el contrario tiene muchas calorías, que no nos ayudan a perder peso, aunque llevemos una dieta estricta.
6. *Limita el consumo de aceite en la preparación de los alimentos.* El aceite tiene muchas propiedades, pero también es un alimento rico en calorías: para una persona que quiere perder peso, la cantidad ideal sería de dos a tres cucharadas de aceite al día (es aconsejable poner la cantidad en un vaso para controlar el aceite que consumimos).

7. *Evitar los platos que contengan gran cantidad de aceite* como pueden ser: fritos, guisos, estofados… Por el contrario, elige las formas de cocinar más saludables como: plancha, vapor, horno, hervidos, parrilla, vinagreta, a la sal, papillote…
8. *Realizar la dieta complementándola con ejercicio físico.* Estas actividades tienen que ser adecuadas por la edad y condición física de la persona. Caminar durante una hora cada día puede ser suficiente.
9. *Sustituir el azúcar por edulcorantes tales como sacarina y/o aspartamo.* Debes evitar consumir azúcar, miel y todos los alimentos que lo contengan (jaleas, caramelos...).
10. *Debes utilizar preferentemente pescado, carnes magras* (pollo, pavo, aves de corral). Y menos carnes rojas.

Bebidas

El aporte de agua es imprescindible en una dieta de adelgazamiento. La cantidad de agua que el cuerpo requiere diariamente es de unos 2 a 3 litros al día, en función también de las condiciones de temperatura, humedad... Esta cantidad es precisa para mantener la diuresis (eliminación de orina) de un litro y medio al día. Cuando la diuresis es escasa, entonces la orina está muy concentrada y se facilita la formación de cálculos renales. En caso de sudoración excesiva (por ejemplo, por deporte intenso) o calor intenso y de pérdidas por vómitos o diarreas, las necesidades de agua son mayores y si éstas no se cubren, puede producirse deshidratación. No hay que olvidar tampoco que el aumento del consumo de fibra que conlleva una dieta rica en verduras y fruta (que se da normalmente cuando realizamos una dieta de adelgazamiento) nos hace más evidente la necesidad de beber agua con abundancia. Además, el agua produce un efecto saciador y no nos aporta calorías.

Puedes consumir café o infusiones sin azúcar. Aunque hay que tener en cuenta que el café y el té contienen sustancias estimulantes que pueden no resultar adecuadas para algunas personas. La cafeína es un estimulante del metabolismo, razón por la cual algunas personas han de evitarla. También puedes tomar refrescos no azucarados (ligeros o *light)* y debes rechazar las bebidas azucaradas que sólo nos darán un aporte calórico extra.

En verano, si te apetece, te propongo tomar batidos de zumo natural o granizados preparados en casa. ¿Cómo?:

— Batidos de fruta natural con leche desnatada, endulzados con sacarina, aspartamo... y con hielo picado o sin él.

— Granizados preparados con gaseosa *light* (1 litro), endulzados con sacarina o aspartamo. Añadiéndole el zumo de 3-4 limones o naranjas y servido con hielo picado, bien revuelto.

Con el fin de evitar un consumo elevado de calorías y producir un efecto saciante en la dieta, aportando los líquidos necesarios para nuestro organismo, te aconsejo tomar:

— Agua natural y mineral de mesa.
— Bebidas refrescantes no azucaradas (ligeras o *light).*
— Zumo natural de frutas.
— Zumo de tomate.
— Caldo de verduras y caldos de carne desgrasados.

— Café, té e infusiones en general.
— Batidos de fruta natural.
— Granizados preparados en casa.

Presta atención cuando vayas a tomar un refresco o un zumo. ¡Nunca deben ser azucarados!

En relación con las bebidas alcohólicas, evita tomarlas; éstas nos aportan calorías, pero, sin embargo, proporcionan pocos elementos nutritivos. Es fácil, cuando se está realizando un régimen, caer en el error de pensar que no es importante controlar las bebidas alcohólicas que tomamos. Hay gente que ha conseguido adelgazar suprimiendo o disminuyendo solamente la ingesta de alcohol. Por eso, debemos intentar no aportar calorías vacías a nuestra dieta y con un gramo de alcohol se ingieren 7 calorías no nutritivas.

Si deseas consumir algo de alcohol, debe servirse en pequeñas cantidades, eligiendo bebidas de baja graduación (una única copa de un buen vino con la comida o con la cena), y puede ser útil si se mezcla con algún refresco que sea bajo en calorías (por ejemplo, claras con gaseosa o tinto de verano). También puedes rebajar la bebida con agua o hielo.

Las bebidas que menos calorías tienen son el vino, la cerveza, la sidra y el Martini seco.

La sal y los condimentos

Debemos moderar el consumo de sal, pues aunque no engorda, retiene líquidos y al aumentar nuestro volumen corporal se gana peso. También es importante no abusar de la sal porque su exceso favorece la hipertensión.

Cuando hablamos de restringir la sal no nos referimos solamente a la sal que añades al alimento en la mesa. También cuenta la cantidad de sal que usamos durante la preparación, los alimentos salados (galletas, patatas fritas, bocadillos salados...) y alimentos preparados (sopas enlatadas, entrantes congelados y alimentos conservados en sal y encurtidos en sal).

Lo que sucede muchas veces cuando uno sigue una dieta es que se cansa de los platos. Le cuesta renunciar al buen sabor de la comida, ya que, evidentemente, las salsas y sofritos están desaconsejados. Aquí será cuando tú deberás desarrollar tus habilidades culinarias. Las especias vegetales serán la gracia de tus platos, le darán sabor y alegría a tus comidas y cuando te acostumbres no sabrás prescindir de ellas. ¿A qué estás esperando? También te aconsejo que uses limón, vinagre, clavo, pimienta, canela, nuez moscada, curry, pimentón, azafrán, ajo, mostaza...

Pero no olvides que el secreto de una alimentación no aburrida son las especias y las hierbas aromáticas (perejil, tomillo, orégano, hinojo, estragón, romero...). Gracias a la variedad de nuestra naturaleza podemos aprender a hacer maravillas con nuestros platos. ¡Inténtalo!

Lácteos desnatados

Si lo que nos interesa es reducir las calorías de nuestra ingesta elegiremos preferentemente lácteos desnatados. Los lácteos enteros (la leche entera tiene un 3,5 por ciento de grasa) nos aportan grasa, que es una fuente de calorías innecesaria. También los quesos curados contienen más calorías que los frescos. La leche desnatada será una buena elección porque nos ofrece el mismo contenido de proteínas, lactosa, calcio y vitaminas del complejo B que la leche entera y con un contenido menor en grasa. Además, suelen estar enriquecidas con vitaminas A y D.

Se aconseja tomar:

— Leche descremada.
— Yogur descremado.
— Quesos magros y frescos bajos en calorías (queso tipo Burgos).
— Requesón.

Procurar evitar:

— Leche y derivados lácteos enteros.
— Leche condensada y nata líquida o montada.
— Postres lácteos azucarados en general (natillas, flan...).
— Quesos cremosos, grasos y extragrasos.
— Helados.

Si algún día nos apetece tomar flan o natillas, es mejor que las hagas en casa, utilizando ingredientes con menos calorías (edulcorantes, leche desnatada...).

Reparto de comidas

El reparto de las comidas durante el día es muy importante; como ya hemos comentado, se recomienda repartir la ingesta diaria en cinco o seis tomas, según tus hábitos. El organismo es muy sabio y no hay que engañarlo; si no, tarde o temprano nos pasará «factura». La gente de nuestro país suele hacer desayunos muy rápidos y poco nutritivos. Teniendo en cuenta que llevamos de 8 a 10 horas sin comer y nos enfrentamos a una dura jornada laboral, ¿no se merece algo más que un triste café nuestro organismo? Muchas de las personas que quieren adelgazar se saltan los desayunos y esto les lleva a picar entre horas o a comer en exceso al mediodía. La persona se siente orgullosa de haber «aguantado» toda la mañana sin comer y se premia a la hora de la comida dándose un atracón. Normalmente se eligen productos calóricos, buscando una saciedad inmediata, y esto nos produce somnolencia y cansancio por la tarde.

El desayuno es muy importante y un buen desayuno es aquel a base de cereales, frutas y lácteos (dependerá de la dieta pautada), que nos ayudarán a tener un buen rendimiento físico e intelectual durante el día. Los cereales nos proporcionan energía y son también una buena fuente de proteínas que se complementan con las de la leche. El desayuno debe ser nutritivo y aportarnos una cuarta parte de la energía diaria.

La merienda también es importante y aunque a muchas personas les parece excesivo y dicen «Yo puedo pasar sin comer tanto», no se trata de comer en abundancia, sino de repartir el «hambre» en varias tomas de comida. Y verás que si te acostumbras a tomar algo a media tarde no llegarás a la cena con tanta impaciencia (y con riesgo de picotear alimentos ricos en energía mientras se prepara la cena) y te resultará más fácil llevar a cabo una dieta de adelgazamiento.

LIMITAR LA CANTIDAD DE ACEITE

La buena fama que se le ha otorgado al aceite de oliva en los últimos años se debe a su efecto beneficioso para prevenir las enfermedades cardiovasculares. Este concepto muchas veces confunde a la población; una cosa es que el aceite de oliva sea nutricionalmente bueno, por las propiedades de su grasa, y otra muy distinta es que abusemos de él pensando que no nos aporta muchas calorías.

El aceite de oliva será la grasa que utilizaremos preferentemente, pero sin olvidarnos de que un gramo son 9 kcal. Y, evidentemente, no por tomar más aceite adelgazaremos más.

El problema que se nos presenta al empezar un tratamiento dietético es que no sabemos cómo medir el aceite que consumimos y muchas veces «se nos va la mano» aliñando o cocinando. Una buena solución sería poner la cantidad de aceite que se nos permite tomar medida con una jeringa o en cucharadas (ten en cuenta que dependiendo de la cubertería utilizada, 1 cucharada sopera tiene una capacidad de 10 a 15 cc) en un recipiente. Si no tomamos más aceite que el contenido en el recipiente estaremos haciendo bien la dieta; de lo contrario, nos estaremos «pasando».

Debido al elevado valor calórico de la grasa se están evaluando los «sustitutos de la grasa». Son:

— El *poliéster de sacarosa* (Olestra) no se absorbe ni metaboliza y, en consecuencia, no contiene calorías. Se utiliza en la preparación de alimentos. Sin embargo, no se dispone de esta sustancia en forma pura, sino mezclado con aceite para cocinar. Como Olestra no proporciona calorías, su presencia en una combinación 50/50 con aceite reducirá las calorías de la grasa en un 50 por ciento.

— *Simpless* es un sustitutivo de la grasa elaborado a partir de clara de huevo y suero que tiene la sensación bucal de la grasa. No puede utilizarse para freír ni como ingrediente en alimentos cocidos porque se coagula. Los usos son como sustitutos de grasa en alimentos no cocidos, permitiendo disminuir el valor calórico de ciertos alimentos como aderezos de ensaladas de 100 kcal a 21 kcal por cucharada sopera.

A LA HORA DE COCINAR

Como ya te habrás dado cuenta, para realizar una dieta correctamente debes respetar la cantidad de aceite permitido. Y parece lógico que los fritos, guisos, rehogados... y todas las comidas que destacan por sus salsas o su abundancia en aceite son difíciles de elaborar según dicen nuestras reglas de oro. Por eso te voy a recomendar unas cuantas técnicas culinarias que conservan el valor nutritivo de los alimentos sin precisar mucha grasa.

A partir de ahora elegiremos las formas de cocinar que supongan añadir la menor grasa posible al alimento: plancha, vapor, horno, hervido, barbacoa, olla a presión, microondas...

1. *El vapor:* es una de las técnicas que mejor conserva los nutrientes, ya que evita la pérdida de vitami-

nas y minerales y además es ideal para dietas poco calóricas y pobres en grasas, pues no precisa de ningún ingrediente extra.

2. *A la plancha:* es un método fácil, que se realiza a temperatura elevada y que se adapta a una cocina sin grasa.

3. *Al horno:* puedes usar caldos vegetales o pobres en grasa para evitar que se resequen los alimentos y ganar sabor.

4. *Olla a presión:* al precisar poco tiempo de cocción y realizarse a altas temperaturas existe un ahorro importante de vitaminas y es ideal para las dietas bajas en grasas.

5. *Barbacoa:* permite preparar platos sabrosos, conservando todos los nutrientes y sin necesidad de añadir aceite o alguna otra grasa.

6. *Hervido:* también se recomienda para la elaboración de platos hipocalóricos, pero es una técnica de cocción que puede conllevar una pérdida importante de nutrientes.

7. *Microondas:* si dispones de poco tiempo, podría ser una opción acertada; además, existen una gran cantidad de platos precocinados que contienen pocas calorías que te serán de utilidad.

Ejercicio físico

Todo son ventajas cuando se habla de practicar ejercicio. Pero muchas personas se asustan, pensando que hay que hacer un deporte que requiera mucho esfuerzo. Pero yo, cuando hablo de ejercicio, me refiero a «moverse», no hace falta ir a un gimnasio, es simplemente dejar de ser sedentarios. Si bien es cierto que uno puede adelgazar sin necesidad de hacer ejercicio, todo será mucho más fácil y gratificante si te ayudas con una actividad física; además, acelerarás el proceso de adelgazamiento. Aunque comas menos para perder peso, te será mucho más difícil si no intentas gastar esa energía que te sobra. Tampoco te engañes pensando que realizando ejercicio sin cuidar tu alimentación vas a perder peso.

El ejercicio nos ayudará a perder peso a largo plazo; cuando adelgazas, el metabolismo basal disminuye (como ya comentábamos en otros capítulos, intenta ahorrar energía) y si realizas alguna actividad física, aumentarás tu metabolismo y serás capaz de perder peso más fácilmente.

También el ejercicio evita que al adelgazar perdamos proteínas y nos conserva la musculatura corporal.

No hace falta que empieces con un deporte de competición. Pero empieza: ¡¡YA!! Simplemente caminar durante una hora al día puede ser suficiente. El ejercicio que nos conviene es el que se hace cada día. Y no uno de gran intensidad, pero una vez cada quince días. Procura que te divierta, buscando la compañía de otras personas (marido, mujer, hijos o amigos) para realizar ejercicio. Otra buena opción son las bicicletas estáticas mientras se ve la televisión.

Edulcorantes

Los tres edulcorantes artificiales que puedes usar son: aspartamo, sacarina y acesulfamo K. Estas sustancias han sido muy cuestionadas, pero está claro que después de ser utilizadas durante años carecen de efectos secundarios a la dosis que se emplea. La sacarina deja un sabor amargo al final, pero lo cierto es que las personas que se acostumbran a tomarla ni lo notan. El aspartamo, más reciente, no tiene ese sabor, y carece de efectos secundarios, incluso en embarazadas (sólo lo deben evitar los que padecen una rara enfermedad congénita que es la fenilcetonuria). También te diré que «a nadie le amarga un dulce» y si alguna vez te apetece una cucharadita (20 kcal) de azúcar, te aseguro que si fracasas en la dieta no será por culpa de ello. Eso sí, como algo excepcional.

¿Qué carnes y qué pescados debo comer?

Las carnes que nos interesan cuando planificamos nuestra dieta son las que nos aporten menos calorías, que, en definitiva, son aquellas que tienen menos grasa. No voy a prohibirte ninguna carne, pero sí te aconsejo que elijas los cortes magros de cualquier tipo de carne y las carnes magras (pollo, pavo, conejo...). También debes limitar los embutidos o fiambres, salchichas, patés, que son muy ricos en grasa.

Los pescados se clasifican, según su contenido graso, en pescado blanco y pescado azul. Los más adecuados para una dieta hipocalórica son los pescados blancos, aunque también puedes tomar de vez en cuanto trucha, pez espada o palometa. Si quieres comer atún, elegirás los que están enlatados al natural, ya que no tienen aceite añadido. Tampoco hay que ser muy estrictos, pero sí que intentaremos no tomar carne roja o pescado azul más de dos veces por semana.

CAPÍTULO 6

Mis consejos y trucos para hacer de la dieta el método eficaz y seguro

En este capítulo abarcaremos una serie de temas, pequeños «trucos», como diría yo, que creo que debes conocer y con los que has de familiarizarte antes de empezar el programa de adelgazamiento. Te darás cuenta de que no todo es «sufrimiento» cuando hablamos de dieta. Simplemente, pretendo que modifiques tus hábitos alimentarios y esto no implica que cambies tu vida. Quiero que aprendas a comprar «con la cabeza», a cocinar saludablemente y, por qué no, me gustaría que algunas veces comieras fuera de casa y disfrutaras de ello. Lo que deseo es que te sientas feliz y que entiendas que estar a dicta no es sinónimo de «infelicidad».

> *Cambiar los hábitos alimentarios no implica cambiar de vida.*

LA IMPORTANCIA DE CÓMO COMEMOS

Muchas veces, cuando uno «está a dieta», le interesa tanto lo que come que se olvida de cómo come. Es importante que le prestemos atención al acto de comer, ya que si éste se realiza incorrectamente se verá influenciado nuestro estado de salud.

En la sociedad en que vivimos, tan caracterizada por las prisas, se come rápidamente, en cualquier lugar y aprovechando la hora de la comida para realizar otras actividades. También es frecuente «saltarse» alguna comida por falta de tiempo o por miedo a engordar. Deberíamos ser conscientes de cuáles son nuestros errores e intentar cambiarlos.

¿Cómo empezar? Procura comer en la mesa, en un ámbito agradable y dedicándole el tiempo necesario. Intenta no distraerte con otras actividades (leer, mirar la tele, telefonear...). Y olvídate de las excusas de «no tengo tiempo»; comer es un acto que repetimos miles de veces a lo largo de la vida y se merece su tiempo.

Controlar lo que comemos

Una vez que conozcas lo que comes te será mucho más fácil cambiar tus hábitos alimentarios. Por eso te aconsejo que realices un registro de lo que comes.

La reacción de algunos de mis pacientes cuando les propongo hacer un registro de alimentos es «Yo no necesito apuntar lo que como»; les parece una pérdida de tiempo y no le ven su utilidad. Pero mucha gente empieza a conocer sus costumbres alimentarias después de realizar varios registros dietéticos. Es más fácil partir de lo conocido a lo desconocido. ¿No te parece? Uno no puede pretender cambiar sus hábitos alimentarios si desconoce cuáles son sus errores.

Recuerdo el caso de una paciente, Maite, que después de realizar un registro dietético de una semana vino a mi consulta muy concienciada de los malos hábitos alimentarios que tenía. Me dijo: «Doctora, me alimento como una cerda y me acabo de dar cuenta a mis cuarenta años…» Realizaba casi 15 ingestas diarias, además del desayuno, comida y cena. Acostumbraba a llevar comida en el bolso, alguna chocolatina, galletas, caramelos y siempre tenía algún momento para tomarse algún refresco o picar alguna cosa. Había aprendido a olvidar esas 15 ingestas que hacía de más; nunca lo entendió como comer, «pico alguna cosilla» me dijo en su primera visita. Esas «cosillas» que me comentaba Maite, sin darle ninguna importancia, también tenían calorías y fueron la causa principal de su obesidad.

El caso de Maite nos da buenos motivos para realizar un registro de alimentos; fue apuntando en un papel cada bocado que entraba en su boca cuando Maite se dio cuenta de lo mal que comía y de la importancia de modificar sus hábitos alimentarios.

Yo quiero que hagas lo mismo que Maite, que apuntes todo lo que comes o bebes durante algunos días, sin olvidar nada, sin engañarte, y que registres también la hora del día en que lo consumes. Así conoceremos las calorías que ingieres y cuáles son los alimentos que más consumes. También nos será útil para descubrir cuándo tomas la mayor parte de las calorías, en la cena, después de cenar, entre comida y cena… Todo está por ver.

Espero que estés animado y te hayas convencido de la importancia de realizar un diario alimentario. Si es así: ¿A qué esperas? ¡Empieza ya!

Pero antes te voy a dar una serie de instrucciones para realizar el registro correctamente:

— Apunta todo lo que comes, comida, bebida… Si no lo haces, te estarás engañando a ti mismo y este registro es para ti, para el bien de tu salud y no para los demás.

— Anota la cantidad de alimentos que estás comiendo y cómo los has preparado (frito, hervido, con salsas…). Nos es de gran utilidad saber la tecnología culinaria y la cantidad del plato para ser más exactos al calcular las calorías ingeridas. Cualquier pequeño detalle nos puede servir de gran ayuda.

— Intenta hacer el registro justo después de comer. Si no anotas lo que comes justo después de hacerlo, vas a olvidar muchas cosas. ¿Eran tres o cuatro? Y el olvido se presta al error.

— Si dispones de báscula, te aconsejo que la uses. Te será de gran utilidad para precisar las cantidades de alimentos.

Hoja de registro

Día	Desayuno cantidad	Media mañana cantidad	Comida cantidad	Merienda cantidad	Cena cantidad	Líquidos cantidad
1						
2						
3						
4						
5						
6						
7						

Ahora, ¿sabes lo que comes? Pues entonces ya no hay secretos para conocer dónde están tus fallos y estás preparado para cambiar tus hábitos alimentarios.

CÓMO COMPRAR LA COMIDA

Lo que comamos dependerá en gran parte de lo que se compre. Si vas a realizar una dieta de adelgazamiento, pero tienes la casa llena de alimentos, y muchos de ellos son los que precisamente debes evitar, eso no te va a ayudar nada. Es bastante contradictorio intentar cambiar unos hábitos alimentarios si no controlamos lo que compramos y la comida que tenemos en casa. Sería como intentar dejar de fumar sin prescindir de ir al estanco a por tabaco y teniendo la casa llena de cajetillas de cigarrillos.

¿No te parece incoherente? Por eso te propongo adelgazar «con la cabeza» y eso comporta no hacer la compra de cualquier manera. A partir de ahora, confeccionarás una lista de lo que vayas a comprar, incluyendo los alimentos que necesites para realizar tus menús. Te ceñirás a comprar lo que tú mismo decidiste al confeccionar la lista y no saldrás del supermercado con más o menos productos de los necesarios. Esto te facilitará llevar una alimentación más ordenada y equilibrada e incluso puede que te ayude a ahorrar.

Es importante que compres sin tener hambre; cuando uno está hambriento se deja llevar por las tentaciones, porque todo le parece más apetitoso. También te aconsejo que hagas la lista de la compra sin tener mucho apetito; por la misma razón, incluirías alimentos que no necesitas para realizar una dieta adecuada.

Como bien sabemos, los supermercados están pensados para que la gente compre, y cuanto más, mejor; nos tientan para que compremos más de lo que necesitamos. Debes intentar no dejarte impresionar por algunos escaparates y procurar no pasar por los pasillos donde están los alimentos que quieres evitar. Intenta comprar alimentos que requieran una preparación previa, te llevará más tiempo prepararlos y te ayudará a no comer impulsivamente. Además, si consumes platos precocinados será mucho más difícil saber lo que comes y seguramente ingerirás más grasas de las recomendadas.

Cómo servir la comida

Es necesario que le prestemos atención a «cómo servimos la comida»; el modo en que se sirvan los alimentos influirá en nuestro comportamiento ante la comida. Muchas veces no controlamos lo que comemos porque servimos la mesa con bandejas o fuentes de comida. ¿Cómo podemos saber lo que comemos? ¡Es imposible! Por eso, debemos procurar servirnos nuestra ración de comida y así evitaremos repetir.

Puede que hayas preparado más comida de la cuenta, pero tienes tu plato, la comida que te corresponde y no sirve comer más por miedo a que sobre. Es preferible que congeles la comida o la tires, pero nunca busques la excusa de comer más por el hecho de que haya más comida. Si caes en este error, te estarás incitando a cocinar cada día en exceso.

Procura no hacer sobremesa si esto te supone comer más de lo necesario. Un buen truco también puede ser retirar la comida y seguir charlando si es lo que te apetece. No te estoy diciendo que no hagas sobremesa, que me parece un acto social que no debería perderse; el problema está en que esto te puede llevar a comer más de lo que necesitas.

Evita ser siempre tú quien tenga que preparar y servir la comida; estar continuamente en contacto con los alimentos no te irá nada bien y te hará picotear.

Comer fuera de casa sin sentirse culpable

«Estar a dieta» no quiere decir que no puedas comer fuera de casa. Y parece que la gente está empeñada en pensar lo contrario. La frase «No puedo adelgazar, porque como de restaurantes» se repite continuamente. Pero hay gente que, por su trabajo, no puede comer en su casa o simplemente hay ocasiones, salidas de fin de semana, celebraciones… en que uno sale fuera a comer. Y yo digo: «¿No hay ensaladas, verduras, carnes a la parrilla, pescados a la sal, frutas… donde vas a comer?» Creo y estoy convencida de que puedes encontrar un menú apetitoso y que se adapte a tus necesidades sin que esto suponga un fracaso para tu dieta.

Comer fuera de casa no supone romper con nuestros hábitos alimentarios, los «extras» dependerán de ti, de lo que elijas; y es en el momento de pedir la comida cuando debes intentar no «pasarte». También te diré que de vez en cuando te permito hacer un «extra», no pasa nada por hacer una excepción en la dieta. La dieta no está perdida por desviarse de ella un día, siempre y cuando sepas cómo compensarlo en las tomas siguientes. No te estoy incitando a «hincharte», porque, de lo contrario, de nada nos serviría todo el esfuerzo realizado. Lo que te pido es que no bajes la guardia y que veas los «extras» como algo excepcional y no como algo normal.

Te daré algunos consejos que debes poner en práctica cuando comas fuera de casa:

— *No vayas a restaurantes tipo autoservicio o barra libre.* Quizá con tanta variedad de platos te resulte difícil controlar tus impulsos.

— *Evita tomar aperitivos antes de las comidas;* muchas veces se nos «disparan» las calorías por culpa de estos tentempiés.

— *Intenta pedir a la carta,* así podrás seleccionar lo que te convenga.

— *Pregunta al camarero sobre la elaboración y los ingredientes de los platos.*

— Recuerda que *no es necesario que te comas todo lo que hay en el plato;* muchas veces las cantidades son excesivas.

— Procura pedir platos que no lleven salsa, es mejor a la plancha, parrilla, asado... Y elige las guarniciones que te convengan.

— Si de postre te apetece un dulce, es mejor que pidas un lácteo (flan, natillas...) o un sorbete. Rechaza los pasteles, tartas, helados...

— *Para beber, elige preferentemente agua* y si te apetece alguna bebida con alcohol, toma una copa de vino.

Te doy además un ejemplo de menú:

De entrada: unas setas a la plancha; o algo de marisco cocido; o moluscos (almejas, mejillones).

De plato principal: un pescado a la sal o al horno; o bien, carne a la piedra.

De postre: una infusión; o un sorbete de limón.

Con este menú nadie pensará que estás haciendo dieta.

Cómo crear sensación de saciedad

Te aconsejo que no empieces la comida con mucha hambre; puedes ayudarte tomando dos vasos de agua junto con algún preparado de fibra de venta en farmacias (glucomanano, quitosano...) que no aporta calorías pero sirve para engañar un poco nuestro estómago haciendo que no nos sintamos tan hambrientos. Siempre empezarás con el primer plato, en forma de ensaladas crudas o verduras cocidas que gracias a sus fibras vegetales te darán saciedad. Estos alimentos tienen la ventaja de no ser muy calóricos y tener gran volumen, pero debes ser cuidadoso al sazonar los platos. Si mantienes este orden de comida, empezarás el segundo plato sintiendo que no vas a «devorar» y si tienes en cuenta que estamos hablando del plato más calórico de la comida, nos será de gran ayuda. Finalmente, te diría que lo importante es mantener un orden a la hora de comer, comenzando por los platos del menú menos calóricos pero más saciantes. También es importante que comas lentamente, ya que las señales de saciedad no se producen rápidamente después de un bocado, tardan su tiempo. Si te acostumbras a bajar el tenedor entre bocado y bocado, darás tiempo a que los procesos de saciedad se produzcan y no tendrás la necesidad de comer más de lo necesario.

Olvidarse de los picoteos

No sirve de nada realizar una dieta correctamente si después te dedicas a picotear. ¡Olvídate del picoteo! Picotear puede echar a perder todo el esfuerzo realizado. Este tipo de conducta no te será nada favorable y te conducirá al fracaso. Es importante que aprendas a detectar las causas que te conducen a este comportamiento. Si tienes la tentación de picotear debes intentar distraerte en otra cosa, leer, mirar la tele, hablar por teléfono. Y si no lo consigues, no te lances a cualquier alimento, procura que éste no tenga muchas calorías. Te aconsejo que tomes algo de líquido, agua, una infusión, zumos, caldos calientes... Esto te llenará el estómago y te frenará el deseo de comer. Si te apetece masticar, prueba con apio, zanahoria, pepino, espárragos, manzana, que son alimentos que no tienen excesivas calorías.

Debes intentar no tener a tu alcance los alimentos ricos en calorías, aunque lo ideal sería no comprarlos; guárdalos donde no puedas verlos. Si los alimentos no están a la vista evitarás las tentaciones de comer.

Debemos tomar todas las precauciones posibles para que te olvides del picoteo. De nada nos sirve hacer bien una dieta si luego no puedes resistir la tentación de un dulce y acabas comiéndote media tarta.

En relación con las invitaciones a comer, no te digo que renuncies a ellas, pero no vayas a todas. Si te invitan a repetir, durante la comida, siempre puedes decir: «Estaba buenísimo, pero he comido suficiente...» Y si repites, intenta hacerlo de los platos menos calóricos.

Asimismo, tienes la opción de invitar tú antes de que te inviten, así puedes elegir el menú y te será más fácil no pasarte de calorías.

Hay que tener mucho cuidado con las horas muertas frente al televisor, son momentos que invitan a comer patatas chips, pipas, palomitas... Es preferible que no picotees toda la noche y te tomes algo unas dos o tres horas después de cenar; un lácteo o una infusión con un par de tostadas podría ser una buena elección.

¿Quién dice que no puedes comerte un bocadillo?

¿Quién dice que no se puede comer bocadillos? Una correcta «alimentación», una dieta equilibrada, contiene hidratos de carbono, proteínas y lípidos. Si somos capaces de elaborar nuestros bocadillos teniendo en cuenta una proporción adecuada de nutrientes, no tenemos por qué privarnos de ellos y además hay ocasiones en que uno tiene que comer a base de bocadillos y esto es posible. Lo que no debemos es comer bocadillos todos los días. En la variedad está el gusto, y no sería de buen gusto comer siempre a base de bocadillos.

Deliciosas ensaladas

Las ensaladas son deliciosas para tomarlas como plato único; en primer lugar, porque nos aportan los nutrientes necesarios para una comida equilibrada, y en segundo lugar, porque es un plato fresco y ligero que nos alegra la vista y además nos sacia el apetito.

Te daré unas cuantas razones por las que te aconsejo comer ensaladas:

1. Por ser ricas en vitaminas y antioxidantes.
2. Por ser ricas en fibra.

3. Por ser fáciles de elaborar.
4. Por ser bajas en calorías y grasas.
5. Por su alto contenido en agua.
6. Por ser un excelente plato único, sabroso y equilibrado (si se le añaden las proteínas adecuadas).
7. Por su gran volumen y su poder de saciedad.

Y ahora te daré unas cuantas recetas para unas ricas ensaladas bajas en calorías, y además nutricionalmente adecuadas (incluyendo proteínas en forma de [elegir uno de los siguientes alimentos] claras de huevo, atún al natural, pollo o pavo cocidos, queso de Burgos, colas de langostinos o gambas, jamón, palitos de cangrejo...). En todos los casos, utilizarás una cucharada de aceite para aliñar y no comerás pan.

Ensalada de arroz

Ensalada (lechuga, tomate, pepino, cebolla, pimiento, zanahoria) con arroz (8 cucharadas). Un huevo duro.

Ensalada de patata

Ensalada (lechuga, tomate, pepino, cebolla, pimiento, zanahoria) con patata (2 pequeñas). Pollo o pavo cocidos.

Ensalada de pasta

Ensalada (lechuga, tomate, pepino, cebolla, pimiento, zanahoria) con pasta (12 cucharadas soperas). Queso fresco tipo Burgos (40 g).

Ensalada de legumbres

Ensalada (lechuga, tomate, pepino, cebolla, pimiento, zanahoria) con legumbres (12 cucharadas soperas) con jamón (40 g).

SALSAS Y POSTRES QUE NO ENGORDAN

Las salsas suelen ser ricas en calorías. Además, para comerlas se suele utilizar el pan. Por esas dos razones suelen ser un rico complemento que añade calorías innecesarias a la comida.

Ahora también te voy a dar unos trucos para realizar unas deliciosas salsas y postres bajos en calorías:

Salsa de mostaza

Ingredientes:

Mostaza (1 cucharada)
Cebollas en vinagre o frescas (20 g)
Pepinillos en vinagre (2 cucharadas)
Zumo de limón al gusto

Preparación:

Si la cebolla es fresca, pelarla, lavarla y cocerla con un poco de agua hasta que esté bien tierna. Retirarla y escurrirla. Mezclar la cebolla, los pepinillos, la mostaza, la sal si se desea añadir una pizca, y el zumo de limón con una batidora hasta obtener una mezcla homogénea.

Esta salsa se puede servir fría o caliente. Es ideal para acompañar pescados blancos y carnes. También para ensaladas.

Aporte calórico: 19 calorías.

Salsa de Yogur

Ingredientes:

Yogur natural desnatado (2 cucharadas soperas)
Aceite de oliva (1 cucharada de postre)
Pimienta blanca, albahaca y zumo de limón al gusto

Preparación:

Mezclar todos los ingredientes con una batidora eléctrica y servir.

Es una salsa fría ideal para acompañar ensaladas.

Aporte calórico: 58 calorías.

Salsa mayonesa baja en calorías

Ingredientes:

Huevo (1 unidad)
Mostaza (2 cucharadas)
Aceite (120 ml)
Vinagre (1 cucharada)
Sal y pimienta al gusto
Yogur desnatado (1 yogur)

Preparación:

Batir todos los ingredientes hasta obtener una salsa espesa. Si quieres, puedes añadirle ajo, pepinillos o finas hierbas.

Es ideal para fiambre, pescados.

Aporte calórico: 60 calorías por cucharada sopera.

Salsa de pimientos

Ingredientes:

Pimientos (100 g)
Ajo (1 diente)
Sal (una pizca)

Pueden ser pimientos del piquillo, congelados o en conserva con agua, sin aceite. Si se utiliza pimiento fresco, primero debe cocerse al horno y después será necesario retirarle la piel.

Preparación:

Cortar los pimientos y picar el ajo. Sazonar con la sal y mezclar los ingredientes con una batidora.

Esta salsa puede servirse caliente. Es ideal para acompañar pescados blancos y aves.

Aporte calórico: 28 calorías.

Salsa rosa (hipocalórica)

Ingredientes:

Salsa *ketchup* (1 cucharilla de postre)
Queso blanco desnatado Quark (1 cucharada sopera)
Cebolla rallada (1 cucharilla de postre)
Sal (una pizca)
Pimienta blanca y zumo de limón al gusto

Preparación:

Pelar la cebolla y rallarla. Añadir el queso blanco y la salsa de *ketchup*. Mezclar todos los ingredientes y servir.

Es una salsa fría. Es ideal para acompañar pescados blancos.

Aporte calórico: 18 calorías.

Salsa verde

Ingredientes:

Espinacas cortadas (50 g)
Queso blanco desnatado Quark (1 cucharada sopera)
Sal (una pizca)
Pimienta blanca (al gusto)

Preparación:

Cocer las espinacas al vapor, añadiendo la sal. Una vez cocidas, retirarlas y escurrirlas.

Añadir a las espinacas cocidas el queso desnatado y mezclar los ingredientes en la batidora eléctrica.

Añadir la pimienta blanca al gusto.

Servir la salsa en caliente. Es ideal para acompañar toda clase de pescados, aves y carnes.

Aporte calórico: 30 calorías.

Postres dulces bajos en calorías

Batido de fresa

Ingredientes:

Fresas(100 g)
Yogur natural desnatado (1 unidad)
Edulcorante al gusto

Preparación:

Lavar las fresas. Añadir el yogur natural desnatado y mezclar con una batidora.

Aporte calórico: 92 calorías.

Batido de pera

Ingredientes:

Pera (100 g)
Leche descremada (150 ml)
Edulcorante al gusto

Preparación:

Lavar y pelar la pera. Añadir la leche descremada y mezclar con una batidora. Poner el edulcorante al gusto.

Aporte calórico: 115 calorías

Crema de Kiwi

Ingredientes:

Kiwi (1 unidad)
Clara de huevo (1 unidad)
Zumo de limón (1 cucharada de postre)
Edulcorante al gusto

Pelar el kiwi, cortarlo y congelar. Antes de servir el postre, montar la clara a punto de nieve. Una vez montada, añadir el edulcorante.

Mezclar con una batidora el kiwi congelado. Servirlo en una copa y añadir la clara a punto de nieve, el zumo de limón y remover con suavidad.

Crema de yogur

Ingredientes:

Yogur desnatado con fruta (1 unidad)
Clara de huevo (1 unidad)
Edulcorante al gusto

Preparación:

Batir el yogur con una batidora. Preparar la clara montada a punto de nieve. Una vez montada, añadir el edulcorante al gusto. Poner el yogur en una copa. Añadir la clara a punto de nieve y remover con suavidad.

Aporte calórico: 117 calorías

EQUIVALENCIAS CALÓRICAS

Para ayudarte a confeccionar tu propia dieta te voy a dar unas equivalencias. Tienes que tener en cuenta que sólo son equivalencias calóricas, no nutricionales: por ejemplo, comer una manzana nunca será lo mismo que comer 5 caramelos. Por ello no te recomiendo que únicamente te acostumbres a tomar este listado como modelo de equivalencias. Estas equivalencias calóricas son curiosidades para orientarte a la hora de hacer una dieta, pero si realmente queremos realizar una dieta equilibrada debemos jugar con la tabla de intercambios que ya hemos explicado, usando la *dieta de los inteligentes.* Esto sería lo más correcto, lo más educativo y a la larga lo más práctico, ya que con el método de intercambios es imposible caer en el error de obsesionarnos por las calorías.

Pan (60 g) con crema de cacao = 10 galletas María (310 kcal)

Leche con colacao = 3 yogures sabores desnatados (200 kcal)

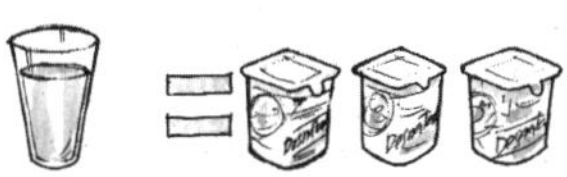

1 rodaja de coco fresco = 4 rodajas de melón (180 kcal)

Cruasán = 5 biscotes con quesitos desnatados (300 kcal)

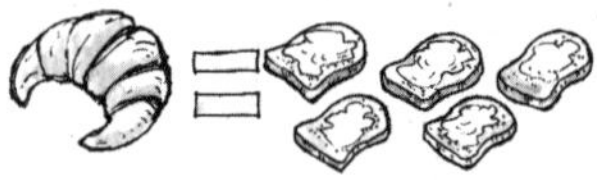

Napolitana de chocolate = Plato de lentejas (400 kcal)

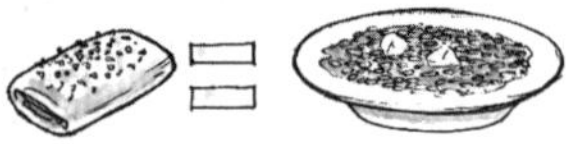

4 churros = 3 zumos de fruta (250 kcal)

5 croquetas = 1 plato de judías estofadas (200 kcal)

1 san jacobo = 2 huevos fritos (230 kcal)

1 bolsa de palomitas = 15 calamares a la romana (480 kcal)

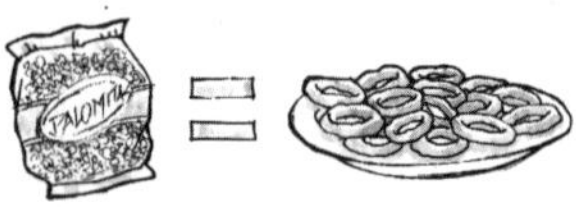

1 trozo de pizza = 2 sándwiches de jamón y queso (700 kcal)

1 plato de pasta con salsa boloñesa = Palmera de chocolate (450 kcal)

2 kiwi + 1 naranja + 1 manzana = 2 magdalenas (250 kcal)

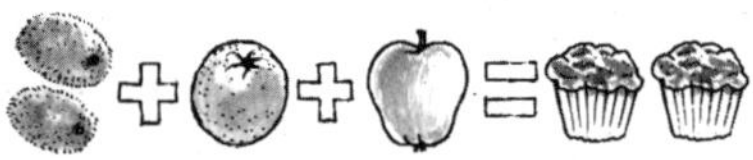

Merluza a la romana (150 g) = 2 cervezas (280 kcal)

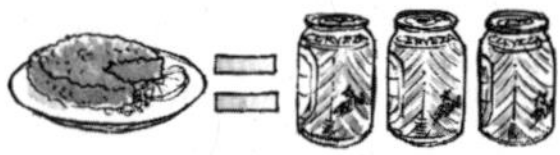

5 rodajas de chorizo = Menestra de verduras (1 plato) (170 kcal)

Pan (60 g) con paté = Naranja+manzana+pera (280 kcal)

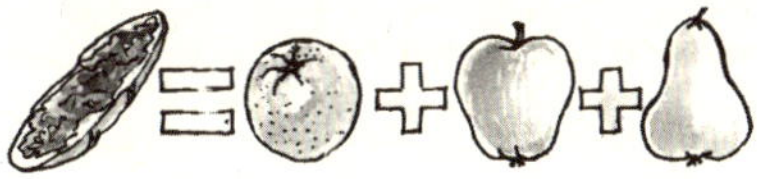

Helado corneto = 4 yogures naturales descremados (230 kcal)

4 albóndigas = 1 tortilla francesa de 2 huevos (200 kcal)

Patatas chips (1 bolsa)=Ternera a la plancha (200 g) y patatas fritas (120 g) (750 kcal.)

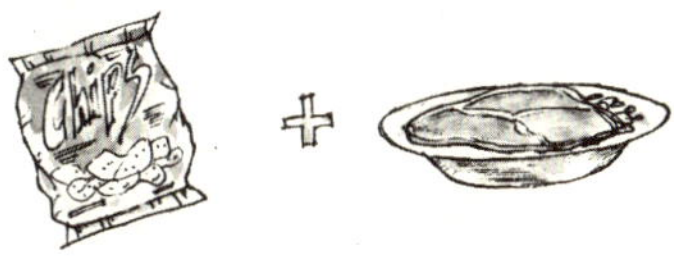

2 trufas de chocolate = 1 plátano (150 kcal)

Pistachos (45 g)= 20 cerezas

2 biscotes con sobrasada = Ensalada variada + hamburguesa a la plancha (400 kcal)

1 plato de paella = 2 ensaimadas (560 kcal)

Requesón con miel = 8 aceitunas negras (115 kcal)

Horchata = 3 zumos (150 kcal)

Arroz con leche = 1 bola de helado (200 kcal)

Natillas = Arroz blanco con tomate (180 kcal)

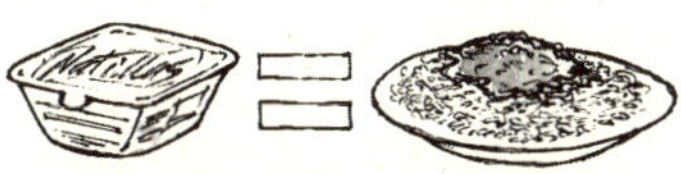

Vodka con refresco de naranja = Besugo al horno (210 kcal)

3 rodajas de fuet = 1 plato de pisto (200 g) (85 kcal)

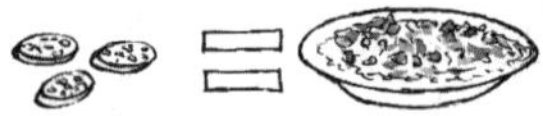

1 vaso de leche desnatada + cereales *all-bran* (30 g) = *Mousse* de chocolate (150 kcal)

50 g nata montada + 10 fresas = 2 yogures desnatados naturales + 20 fresas (200 kcal)

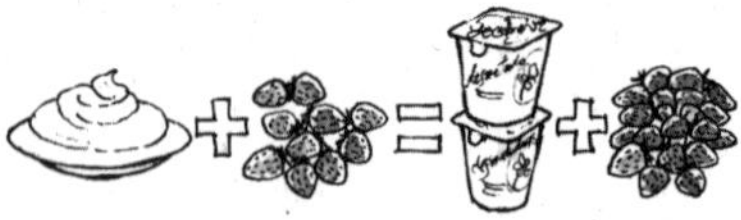

1 lasaña de carne = 1 bolsa de cortezas de trigo (420 kcal)

1 plato de fideuá = 3 refrescos (420 kcal)

50 g de queso Roquefort = 60 g de pan con margarina (180 kcal)

1 lata de sardinas = 1 vaso de sangría (200 kcal)

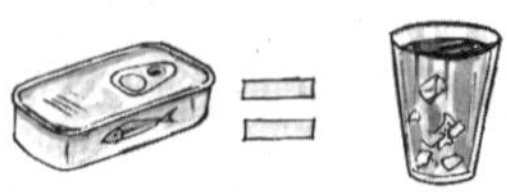

2 melocotones en almíbar = 7 ciruelas (350 kcal)

Espárragos con mahonesa *light* 1 cucharada = 1 plato de endibias con aceite y vinagre (110 kcal)

1 copa de vino dulce = 1 plátano (150 kcal)

5 caramelos = 1 manzana (100 kcal)

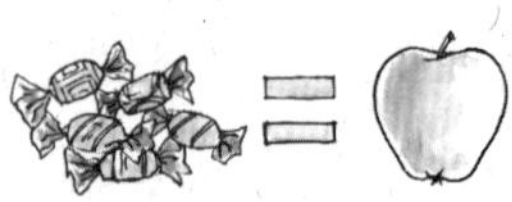

25 g de chocolate con leche = 3 pastas de té (150 kcal)

2 rebanadas de pan con queso manchego = 1 Bollycao (350 kcal)

1 donuts = 1 plato de macarrones con tomate y queso rallado

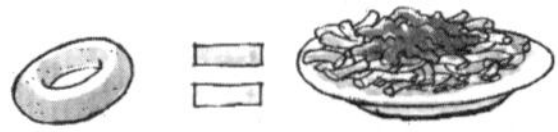

5 galletas con chocolate (dobles) = ensalada mixta + filete a la plancha

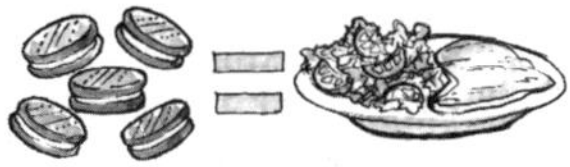

1 ración de frutos secos (puñado) = 1 unidad pescado blanco al horno (dorada pequeña)

1 ración de queso graso = 3 raciones de macedonia de frutas frescas

1 cerveza = 1 natilla

1 copa de vino tinto = 1 vaso de leche desnatada + 1 mandarina

1 cerveza sin alcohol = yogur desnatado + 1 mandarina

1 cerveza sin alcohol = yogur desnatado con fresas

1 botella de refresco azucarado = 2 vasos de leche desnatada con cacao soluble

Valor calórico de los alimentos más comunes

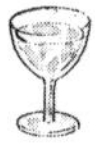
1 copa de tinto: 100 kcal.

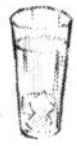
1 copa de whisky (40 cc): 100 kcal.

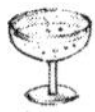
1 copa de champán (100 cc): 75 kcal.

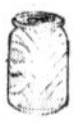
Cerveza 330 cc: 140 kcal.

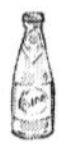
Cerveza sin alcohol (330 cc): 75 kcal.

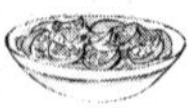
Ensalada de tomate (rodajas): 120 kcal.

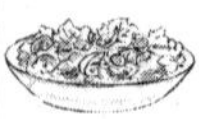
Ensalada variada (olivas, lechuga, cebolla, apio, zanahoria...): 110 kcal.

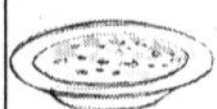
Sopa de pasta: 130 kcal.

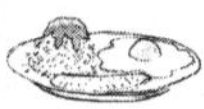
Arroz cubana (huevo frito, arroz, tomate): 420 kcal.

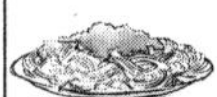
Espaguetis con tomate: 400 kcal.

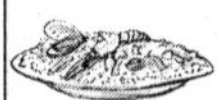
Paella (1 plato): 700 kcal.

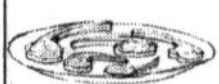
Chuletitas de cordero plancha (6): 400 kcal.

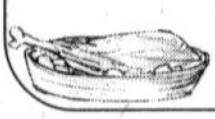
Pierna cordero horno: 600 kcal.

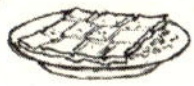
Sepia plancha: 220 kcal.

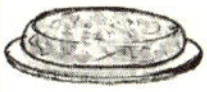
Tortilla española (100 g) 450 kcal.

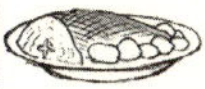
Merluza horno, con patata al vapor: 260 kcal.

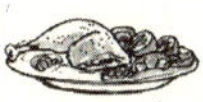
Pollo a la plancha, con guarnición de tomate natural: 250 kcal.

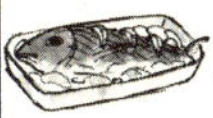
Dorada o besugo al horno: 300 kcal.

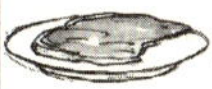
Filete ternera plancha: 325 kcal.

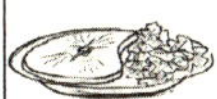
Emperador a la plancha con lechuga: 350 kcal.

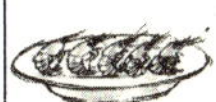
Langostinos plancha (250 g): 200 kcal.

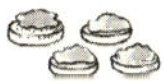
Canapés de *foie-gras* (50 g) o 5 unidades: 225 kcal.

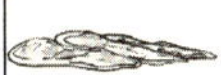
Jamón serrano (100 g): 280 kcal.

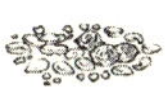
Frutos secos (50 g): 300 kcal.

Tarta de queso (100 g): 450 kcal.

Capítulo 7

Querer es poder

Cuando empezamos un tratamiento de adelgazamiento debemos adoptar una postura positiva, convencernos de que el tratamiento será efectivo y nos traerá más beneficios que perjuicios.

Si nos dejamos arrastrar por los pensamientos negativos «Nunca voy a perder 10 kilos...», «No tendré suficiente voluntad…», «Mis esfuerzos no servirán para nada…», lo único que conseguiremos es desanimarnos y seremos incapaces de perder peso. Además, este tipo de pensamientos nos pueden jugar una mala pasada, pues es posible que nos provoquen una obsesión por la comida y los comportamientos obsesivos relacionados con la comida favorecen la compulsión alimentaria y el picoteo.

Si nos obsesionamos por mantenernos delgados podemos ser víctimas de trastornos alimentarios; las personas que padecen este tipo de trastorno recurren a la comida para conseguir el control o bienestar del que carecen, pero ésta no es la solución.

Muchas veces la causa del trastorno de la conducta alimentaria se debe a una baja autoestima. Las personas con baja autoestima tienen un concepto negativo de sí mismas y de su propia imagen corporal y son muy vulnerables. La baja autoestima hace que la persona desarrolle sentimientos desagradables hacia uno mismo e intente escapar de estos sentimientos negativos adoptando distintas conductas que le alivien; una de ellas puede ser la adicción por la comida.

Hay muchas situaciones que nos pueden provocar estos pensamientos negativos que hacen que nos obsesionemos y que la dieta no funcione:

1. *Los que no escuchan:* son personas que no saben o no quieren escuchar; cuando entran en la consulta piensan que ya lo saben todo sobre dietas. Y digas lo que digas, ellos están convencidos de saber lo que les conviene. Tienen sus propias teorías y, si fracasan, sacan sus propias conclusiones: «Ya sabía yo que…», «Me tendría que haber dado un fármaco para…», «La mejor dieta para mí es…». Este tipo de conclusiones sin razonamiento previo inducen al error, a la desilusión y, como consecuencia, a los pensamientos negativos.
2. *Los exigentes:* son personas muy exigentes consigo mismas, muy perfeccionistas y también lo son en relación con el peso. Cuando se proponen adelgazar, se ponen metas muy altas, quieren adelgazar rápidamente y además quieren verse esbeltos como cuando tenían dieciocho años. Como lo que se proponen es casi imposible, se decepcionan y es entonces cuando aparecen los sentimientos negativos: «Siempre seré gordo…»
3. *Los exagerados*: son personas que se desaniman rápidamente, porque exageran la realidad. Si les dicen que deben de perder 10 kilos, ellos se quedan con la idea de que son 15 kilos: «Tengo que adelgazar 15 kilos… Nunca lo conseguiré...» Si una semana no pierden peso, se desaniman diciendo: «Este tipo de dieta no me funciona…» y no recuerdan los kilos que perdieron. Cuando uno está realizando una dieta debe ser realista,

la exageración hacia lo negativo sólo nos va a provocar malos pensamientos.

4. *Los derrotistas:* son personas que no se permiten ni un pequeño fallo y, como bien sabemos, cuando uno «está a dieta» se producen imprevistos. Por ejemplo, comer un trozo de tarta en una celebración o no mantener una pérdida de peso constante, etc. Pero si esto sucede, no hay que ser derrotista. No pasa nada, esto no debe suponer un obstáculo para el desarrollo de nuestra dieta. Lo que sí supondría un retroceso en nuestros logros sería dejarnos llevar por los pensamientos negativos.

5. *Los extremistas:* son personas que no se permiten un término medio, o siguen la dieta a la perfección o comen de todo y más. No tienen paciencia para encontrar el equilibrio en la dieta y están navegando siempre entre los dos extremos, se sobrealimentan o realizan dietas muy estrictas.

> *La obsesión por la comida puede ocasionar un comportamiento que sea el desencadenante de un trastorno de la conducta alimentaria.*

El ambiente familiar y las relaciones personales también pueden influir en nuestros pensamientos negativos y será un punto clave para alcanzar un triunfo en nuestro tratamiento dietético.

El entorno familiar es muy importante; si la familia está de acuerdo con tu decisión de hacer dieta, te será de gran ayuda. Si, al contrario, no entienden «el porqué» de querer adelgazar, quizá abandones fácilmente el tratamiento.

La familia debe ser un punto de apoyo; cuando uno está motivado para cambiar unos hábitos alimentarios, las personas de nuestro entorno tienen que ayudarnos y si se dedican a ponernos «trampas», nos estarán arrastrando a un nuevo fracaso. Les llamo «trampas» a situaciones como: «Mamá, cada día verduritas...», «¿No te apetece este dulce...?», «Nunca vas a ser una modelo...».

Supongamos que tu pareja no entiende tu repentino interés por perder peso; debes ser coherente y tener las ideas claras. No te dejes llevar por las opiniones de los demás, el peso es tuyo y eres tú quien decide lo que te conviene para tu salud. No se trata de cómo te vean los demás, sino de cómo quieres verte tú.

También se da, algunas veces, el caso de hombres o mujeres que prefieren que su pareja esté «gordito/a» e intentan convencerlos para que no hagan dieta. Posiblemente por temor a que la gente los vea más «delgaditos» y por miedo a que la mejora de su imagen corporal suponga un motivo de celos o de distanciamiento en la pareja.

Hay personas a las que les da vergüenza «estar a dieta» por «el qué dirá la gente». Les importa mucho la opinión de los demás y piensan que si intentan adelgazar, la gente se va a reír de ellos. Asimismo, tienen miedo a las críticas y al rechazo social. Piensan que el hecho de estar a dieta es un motivo de rechazo. Y por ello prefieren ser obesos antes que sentirse humillados por los demás. Si no se les ayuda a subir la autoestima, su vulnerabilidad les vencerá y se dejarán llevar fácilmente por sus pensamientos negativos.

Hay otras personas a las que les cuesta adelgazar porque temen parecer enfermos y «delgaduchos» y ven la «gordura» como sinónimo de salud y alegría. También tienen miedo de perder su fuerza o de tener mala cara. Evidentemente, estas personas no ven la obesidad como una enfermedad, no se sienten enfermos y cuando adelgazan se preocupan, se sienten culpables y mal consigo mismos. Para estas personas también será vital la ayuda que puedan recibir de sus amigos y familiares.

Si conseguimos olvidarnos de nuestros pensamientos negativos y propiciamos que nuestro entorno social y familiar nos sea favorable, podremos adelgazar y alcanzar nuestro peso saludable. Porque «querer es poder».

Capítulo 8

Las dietas milagrosas

En los últimos años han proliferado una serie de dietas sensacionalistas y a veces aberrantes que han logrado ganarse un gran número de adeptos. Y no es de extrañar que pacientes ilusionados por adelgazar rápidamente se dejen tentar por nombres de dietas espectaculares, que prometen grandes éxitos con mínimo esfuerzo. Habitualmente, se trata de dietas con reparto desigual de macronutrientes. Muchas de estas dietas se caracterizan por aportar porcentajes elevados de proteínas y bajos de hidratos de carbono para inducir cetosis.

La cetosis es una acidosis del medio interno, debido a la falta de hidratos de carbono, peligrosa para el organismo. Es similar a la situación que se produce, en un grado extremo, en el «coma diabético». La ventaja es que la cetosis tiene un efecto a nivel cerebral produciendo una disminución del apetito. Pero, desde luego, no es recomendable. En ocasiones recomienda la restricción de la alimentación a unos pocos alimentos con propiedades milagrosas sin ninguna base científica o experimental. Propongo hacer un pequeño recordatorio de la diversidad de dietas milagrosas; muchas de ellas te serán familiares y puede que incluso se hayan apoderado de ti en algún momento de tu vida.

Dieta macrobiótica

El origen de la dieta macrobiótica se da en los países occidentales, basada en la filosofía del budismo zen. El fundamento de esta dieta son el yin (fuerza suave o alcalina o femenina) y el yan (resistencia, ácido o masculino). Los alimentos de la dieta macrobiótica tienen distintas proporciones de yin y de yan, debiendo conseguir una armonía alimentaria, ingiriendo una proporción de 5 a 1 a favor del yan. Son dietas de siete etapas que van desde una dieta normal hasta una última fase totalmente desequilibrada en que solamente se comen cereales.

Las dietas macrobióticas aseguran que es beneficioso limitar el consumo de agua, pero no prohíben el de alcohol. Como ya habrás comprobado, las dietas macrobióticas son dietas deficitarias y sin ninguna base científica.

Dieta disociada

El fundamento de esta dieta se basa en las buenas y malas combinaciones alimentarias, consistentes en mezclar o no los alimentos en una misma comida, para conseguir unas ventajas dietéticas. Creen, por ejemplo, que no se deben mezclar grasa y proteínas (aceite y carne). Esto es absurdo porque en su composición la carne ya contiene grasa. Además, refieren que algunos alimentos no pueden ser digeridos cuando están juntos (por ejemplo, proteínas e hidratos de carbono), ya que unos necesitan un medio ácido para ser asimilados y otros un medio alcalino. Como dijo el profesor Grande Covián: «Esto es totalmente absurdo desde el punto de vista fisiológico.»

Seguramente recordarás el libro *Régimen disociado del doctor Hay;* fue traducido a varios idiomas y en uno de sus capítulos decía:

> «Así pues, el estómago no puede desarrollar simultáneamente esos dos elementos porque ningún líquido puede ser a la vez ácido y básico, del mismo modo que una habitación no puede ser clara y oscura al mismo tiempo [...] Si por razones inherentes al gusto mezclamos en el curso de la cocina aquello que la naturaleza ha evitado mezclar, cometemos ya por ello la primera infracción de las leyes químicas de la digestión.»

Otra dieta disociada es la de Antoine; es aburrida y desequilibrada y consiste en no comer más de un solo tipo de alimento al día. Por ejemplo: el primer día, sólo piña; el segundo día, sólo huevos; el tercer día, sólo pescado; el cuarto día, sólo leche, etc. Se fundamenta en el principio de que la variación de sabores despierta el apetito y cuando uno no come más de un tipo de alimento, la saciedad aparece más rápidamente. Evidentemente, no es una dieta que uno pueda mantener durante mucho tiempo y nos lleva a unos hábitos alimentarios poco saludables suponiendo un peligro para los individuos que la siguen.

Dieta hipergrasa

Es una de las dietas más peligrosas que existen para tratar la obesidad, pero también una de las más tentadoras, gracias a su gran poder saciante y a su rápida pérdida de peso. La revolución en este tipo de dietas fue la del doctor Atkins, que basaba la dieta en la reducción del aporte de carbohidratos a expensas de las grasas.

Para Atkins, el azúcar y los hidratos de carbono son los responsables de nuestro exceso de peso y por ello debemos restringir su ingesta. Debido a la escasez de hidratos de carbono, se trata de una dieta cetogénica, en la que la proporción de grasa es superior al 75 por ciento, las proteínas suponen un 20 por ciento y los hidratos de carbono están en una proporción inferior al 5 por ciento. Si bien es cierto que esta dieta puede originar pérdidas rápidas de peso, existe poca disminución de la masa grasa, pues lo que se pierde es mayoritariamente agua y proteínas y se recupera cuando volvemos a ingerir glúcidos. Además, son dietas ricas en ácidos grasos saturados y colesterol y presentan déficit de vitaminas y minerales. Y también, por su bajo aporte en fibras, producen estreñimiento.

La dieta de Montignac

Otra dieta que apareció más recientemente fue la conocida como dieta de Montignac (1992) y hubo mucha gente que apostó por ella. También, como Atkins, atribuye el exceso de peso a la hormona insulina y a la ingesta de azúcar e hidratos de carbono, los responsables de la estimulación de la hormona. Para

Montignac hay alimentos buenos y malos y que no deben mezclarse entre sí. Él basa su método en no mezclar alimentos glucídicos y proteínas. La glucosa es un producto tóxico que hay que evitar a toda costa. Es evidente que si usted no puede comer los macarrones acompañados de carne y se los come solos, el aporte energético será menor, es una manera de reducir las calorías de la dieta. Es rica en grasas saturadas y colesterol, ya que permite comer sin restricción «grasas, embutidos, carnes...». Sin mezclarlos con los «malos glúcidos» como el pan, la harina y las féculas. Vuelve a ser evidente que comer jamón o embutidos sin pan es una forma de disminuir el aporte calórico.

En definitiva, la dieta de Montignac nos invita a realizar una dieta cetogénica que además de ser peligrosa, por sus carencias nutricionales, no es eficaz, ya que no produce pérdidas de grasa corporal, que es lo que nos interesa y el peso perdido se recupera rápidamente.

Según él, el organismo necesita metabolizar las proteínas en un medio ácido y los carbohidratos en medio alcalino. Pero nuestro organismo es mucho más inteligente y dispone de enzimas digestivas específicas para cada nutriente. Si no, ¿cómo se explicaría la digestión de muchos alimentos que contienen varios nutrientes, como la leche (hidratos de carbono, grasas y proteínas) o el arroz (hidratos de carbono y proteínas)? ¿Deberíamos fraccionarlos antes de ingerirlos? Evidentemente, esta dieta no tiene justificación científica y carece de una base sólida.

Dieta hiperproteica

Son dietas basadas en productos comerciales, en forma de polvos, que, mezclados con agua, dan un aspecto de batido y que se dan como sustituto de las comidas. La composición de estas fórmulas es de alto contenido proteico y baja en grasas e hidratos de carbono. Las características nutricionales de estas dietas a base de fórmulas no son incorrectas (siempre que no sean excesivamente restrictivas), ya que son similares a las que se producen con las dietas hipocalóricas a base de alimentos habituales, si bien estas últimas se caracterizan por un ligero aumento del contenido proteico, lo que ingerimos son alimentos más sabrosos, más adecuados y seguramente también más económicos.

Este tipo de dietas se conocieron con el nombre de Very Low Calories Diets (VLCD) y entre ellas destacaron: optifast, modifast, la Dieta de Cambridge y la dieta de ayuno modificado. Actualmente se están poniendo de moda las dietas proteínicas a base de sobres de proteínas y que se asocian por etapas (variando el aporte calórico) a una dieta con alimentos.

Y aunque todas ellas son dietas que cubren la ingesta recomendada de nutrientes, son muy hipocalóricas (600-800 kcal) y se deben de dar solamente a obesos de consideración y siempre bajo supervisión médica. No están indicadas para las personas con sobrepeso, primero porque son dietas muy restrictivas, y segundo, porque no son dietas educativas. No sería lógico comer toda la vida a base de batidos habiendo tan gran variedad de alimentos en el mercado.

Todas estas dietas hiperproteicas son dietas muy hipocalóricas (600-800 kcal), altas en proteínas y muchas de ellas muy peligrosas si se realizan sin una monitorización médica cuidadosa. Podrían estar indicadas en obesidades muy importantes, en las que haya una necesidad de adelgazar muy rápidamente (previo a una cirugía, o por insuficiencia respiratoria...) y siempre con un control médico estricto.

Otras dietas de moda

Hay muchas otras dietas que han sido difundidas de mano en mano, por televisión y revistas. Acostumbraban a utilizar frases como «Usted también, como miles de mujeres, volverá a ser esbelta...», «Cuando alcance su peso ideal se sentirá feliz...». Evidentemente, todas carecían de fundamento científico, prometían el adelgazamiento eterno y los verdaderos resultados eran una pérdida de tiempo y una desilusión asegurada.

Una dieta muy popular fue la de la Clínica Mayo; se realizaba durante 13 días, rica en proteínas, podías tomar hasta 6 huevos al día y te aseguraban que «cambiaba tu metabolismo». Evidentemente, la prestigiosa clínica de Minnesota rechaza por completo la «paternidad» de esa dieta.

La dieta del bikini, de la artista Victoria Principal, te aseguraba una pérdida de 5 kilos por semana y se trataba de comer básicamente ensaladas. Evidentemente, una dieta absurda y sin ningún fundamento, con importante pérdida de masa muscular debido a la escasez de proteínas.

Igual de absurda era la «dieta de la hora» o «del calendario»; la primera creía que los alimentos engordan según la hora en que se comían, y la segunda, realmente sorprendente, se basaba en que cada día había que comer alimentos que empezaran con una determinada letra.

Una de las últimas dietas fue la «de la sopa o dieta quema grasa»; se trataba de tomar como alimento un día verduras, otro día leche, otro día fruta…, etc. No es más que otro ejemplo de dieta muy hipocalórica y deficitaria de nutrientes esenciales.

Además, quiero nombrar otras dietas que se difundieron por el procedimiento del boca a boca y que estuvieron de moda, como la «dieta de Beverly Hills», la dieta de los «astronautas», la dieta de «un día de fruta», la dieta de «Rafaella Carrà» o la «dieta del chocolate», etc. Y podría citar muchas otras dietas repetitivas como por ejemplo la de la piña, pollo, huevo duro, pomelo, melocotón, uvas o la del limón..., etc.

Ninguno de estos regímenes es recomendable; son desequilibrados y hacen que los individuos que creen en ellos entren en una rueda de pérdidas y recuperaciones de peso constantes, acarreando problemas psicológicos y de salud.

CAPÍTULO 9

Lecciones importantes a la hora de perder peso

FÁRMACOS QUE PUEDEN AYUDAR

En los años sesenta se utilizaron fármacos del tipo de anfetaminas que producían adelgazamiento y graves problemas de salud. Además, en esta época aparecieron las dietas muy bajas en calorías. Cuando se asociaron ambas aproximaciones terapéuticas se produjeron muchos problemas. En primer lugar, son de todos conocidos los efectos secundarios de las sustancias derivadas de las anfetaminas, como son agitación, adicción, hipertensión y problemas cardiovasculares... Incluso se produjeron muertes en relación con curas muy severas de adelgazamiento.

Por miedo a los efectos secundarios se estancó la investigación, y durante la década de los años setenta y ochenta no se permitió la comercialización de ningún fármaco por parte de la FDA americana (la Food and Drug Administration), que autoriza o no la salida al mercado de todos los fármacos. Los laboratorios farmacéuticos no investigaron en esta enfermedad porque de antemano sabían que no iban a lograr la autorización de la FDA para comercializar sus fármacos. Ya en los años noventa, se utilizó la dex-fenfluramina, un fármaco con acción a nivel central, que tenía un efecto anorexígeno (es decir, de disminución del apetito), pero hubo de ser retirada del mercado cuando se comunicaron algunos casos de problemas cardiacos en Estados Unidos (cuando se mezclaba en conjunción con otro fármaco, la fentermina; en España esta asociación no se ha usado y no se han descrito tales efectos secundarios).

Han salido recientemente al mercado nuevos fármacos, como son el Orlistat (nombre comercial XENICAL), que actúa a nivel intestinal, inhibiendo los jugos pancreáticos que facilitan la absorción de la grasa; por tanto, parte de la grasa ingerida no es absorbida y se elimina con las heces. Lo que logra es potenciar el efecto de la dieta en un 40 por ciento más que cuando se hace únicamente dieta. Sus efectos secundarios más importantes se producen a nivel intestinal, con dolor abdominal, meteorismo y diarreas, a veces incoercibles y con incontinencia fecal, cuando no se restringe de forma adecuada la ingesta de grasa. El otro fármaco recientemente comercializado en España es la sibutramina (nombre comercial REDUCTIL), que tiene un efecto anorexígeno, y disminuye la ingesta, actuando a nivel cerebral. Asimismo, tiene un pequeño efecto termogénico, es decir, favorece que se quemen las grasas. Como cualquier fármaco, puede tener efectos secundarios, siendo el más importante una elevación de la tensión arterial, que puede producir problemas en individuos con cardiopatía, diabetes y otras enfermedades. Por ello, siempre debe utilizarse bajo prescripción médica.

Se están investigando otros fármacos termogénicos, es decir, que activen el metabolismo produciendo calor (sería una forma de «despilfarrar» la energía sobrante en forma de calor, para evitar que se acumule produciendo). Son los llamados «agonistas de los receptores beta-3» y los que favorecen los efectos de la «proteína desacoplante». Esperemos que en breve se encuentren disponibles en el mercado tras haber pasado los estudios clínicos pertinentes.

Lo que no está indicado en absoluto como tratamiento de la obesidad es la utilización de la hormona tiroidea. Si el tiroides funciona de forma adecuada, el organismo no precisa de más hormona tiroidea que la propia. Si el tiroides no funciona, entonces debe tratarse el problema tiroideo por parte de un especialista y luego realizar el tratamiento dietético de la obesidad. No hay que olvidar que la hormona tiroidea, administrada de forma exógena, tiene también importantes efectos secundarios (taquicardias, osteoporosis...).

Otros fármacos que se han utilizado tienen efecto diurético. Los diuréticos hacen perder peso, pero a base de disminuir la cantidad de agua del organismo. Como ya se ha dicho, adelgazar no es simplemente perder peso, sino perder grasa.

A menudo es adecuado utilizar fármacos antidepresivos y ansiolíticos suaves (siempre prescritos por un médico especialista), dada la frecuente asociación de depresión y ansiedad con la obesidad.

Los comprimidos a base de fibra (glucomanano, quitosano, etc.) pueden ser una ligera ayuda, porque producen cierta sensación de saciedad, al aumentar su volumen cuando se mezclan con los líquidos, a nivel del estómago. Además, evitan el estreñimiento que se puede producir al realizar una dieta de adelgazamiento. Sin embargo, preferimos una dieta alta en fibra contenida en los alimentos, siempre que sea posible.

Otros tipos de fármacos, recetados como fórmulas magistrales, de composición desconocida, aunque pueden ser efectivos, producen importantes efectos secundarios.

Si en tu caso concreto es necesario ayudarse de un fármaco (asociado a la dieta) para adelgazar, siempre es necesario que te lo recete tu médico.

La cirugía de la obesidad

Está indicada únicamente en los casos de obesidades muy importantes, lo que se llama *obesidad mórbida,* con un IMC superior a 35 (o superior a 30 si hay otras patologías asociadas). Antes de realizarla, el paciente debe ser valorado por un psiquiatra, con el fin de descartar enfermedad psiquiátrica. El paciente ha de ser mayor de dieciséis años e inferior a los cincuenta y cinco, y sólo se realiza cuando han fracasado las demás modalidades de tratamiento. Las técnicas van desde una gastroplastia (técnica restrictiva), en la cual se reduce la capacidad del estómago, hasta una capacidad de unos 50-60 cc, y con una salida pequeña para que el vaciado gástrico sea lento (y no se dilate). Con ese volumen, en cuanto el estómago se llena aparece sensación de saciedad y si el enfermo continúa ingiriendo alimentos en cuantía superior a su capacidad gástrica, los vomita. El paciente suele perder unos 40-50 kg rápidamente y luego la pérdida de peso se estanca. En algunos casos pueden incluso volver a engordar si el paciente consume alimentos muy ricos en energía, de tipo batidos...

Otras técnicas quirúrgicas son malabsortivas, es decir, se basan en producir una malabsorción de los nutrientes gracias a una derivación intestinal *(by-pass* yeyuno-ileal); el alimento no recorre toda la longitud del intestino sino que tiene una superficie de contacto menor, por lo que la absorción de los nutrientes también es menor. Ello conlleva que el paciente tenga un síndrome de malabsorción, con diarreas y déficit nutricionales asociados (sobre todo de micronutrientes: hierro, vitaminas, calcio...).

En ciertas ocasiones se realizan técnicas mixtas (gastroplastia y *by-pass)* que intentan unir los beneficios de las técnicas restrictivas y de las malabsortivas. Globalmente, este tipo de cirugía tiene una mortalidad perioperatoria del 1-4 por ciento y una morbilidad (aparición de complicaciones) del 10-15 por ciento.

Realmente, la cirugía de la obesidad no es una solución maravillosa pero puede estar indicada en casos concretos, cuando han fracasado las demás opciones terapéuticas, y valorando que los riesgos de la cirugía (pequeños, pero indudables) sean menores que los riesgos de permanecer obeso. Además, la cirugía supone producir una malabsorción de alimentos, que es realmente una enfermedad. Será siempre tu médico el que deba indicarla.

El ejercicio

«Si el ejercicio pudiera recetarse en forma de pastillas, sería el medicamento más recetado.»

En nuestra sociedad actual, eminentemente sedentaria, y con la vida agitada que llevamos, es cada vez más difícil hacer ejercicio físico; utilizamos coches, ascensores y todo tipo de adelantos para minimizar nuestros movimientos. Los estudios realizados demuestran que «siete hombres y ocho mujeres de cada diez no realizan ninguna actividad física».

Como se ha mencionado, si bien los componentes genéticos desempeñan un papel fundamental en algunos casos de obesidad, los factores ambientales contribuyen considerablemente. En la actualidad, la dieta típica europea, compuesta por alimentos energéticos y grasos, unida a una vida cada vez más sedentaria, favorece la obesidad. Existe un auténtico desequilibrio entre la energía que se ingiere y la que se gasta mediante la actividad física. Y el futuro se presenta aún peor. Esta preocupante tendencia ya afecta a niños y adolescentes. El ejercicio físico no cura la obesidad, pero favorece la oxidación de las grasas, proceso que al parecer no realizan las personas obesas.

Hay que combinar dieta y ejercicio para vencer la obesidad.

El ejercicio debe realizarse de forma regular. No hay que hacer como muchas personas que aprovechan el verano, o los fines de semana, para lanzarse a la práctica de diferentes deportes, a menudo sin la debida preparación o entrenamiento y sin ningún tipo de asesoría médica, con el consiguiente riesgo de lesiones o enfermedades. Sin embargo, la práctica de ejercicio de forma regular es muy beneficiosa para el organismo de todo tipo de personas:

1. *La práctica de ejercicio de forma regular* en las personas no obesas previene la aparición de obesidad y contribuye a mantener la masa muscular o masa magra, que es la principal responsable del gasto energético. Ésta es la razón por la que las personas que realizan ejercicio pueden comer más calorías, manteniendo estable su peso.

2. *Mejora la sensibilidad a la insulina*, con lo que los niveles de glucosa son más bajos. Este efecto puede observarse tanto en personas normales como en diabéticos. Además, tiene un efecto favorable sobre el colesterol y las cifras de tensión arterial.

3. *Es una forma de aumentar el gasto energético* y, por tanto, contribuye a lograr un balance energético negativo, favoreciendo la pérdida de peso. Esto se nota a largo plazo, en semanas o meses. Sin embargo, a corto plazo, al favorecer la hipertrofia de la masa muscular, es posible que no se note la pérdida de peso «en la báscula», y esto puede ser, en ocasiones, frustrante. Sin embargo, sí se puede notar una reducción del volumen (cinturones y ropa nos quedan más grandes). Aunque pcsc lo mismo, 1 kg dc músculo ocupa mcnos volumcn que 1 kg de grasa. Además, los resultados a largo plazo (el verdadero reto) son siempre satisfactorios.

4. *Es beneficioso para los huesos*, ya que previene la osteoporosis, y para los problemas de corazón.

Debo aclarar que cuando se habla de ejercicio no es necesario hacer ningún deporte extenuante, sobre todo si no se está entrenado, y siempre adaptarlo a la edad y condición física de cada persona. Se trata de incorporar la actividad a la vida diaria: use menos el coche, los ascensores..., simplemente camine 1 hora diariamente.

El ejercicio no tiene por qué ser aburrido. Hacer ejercicio acompañado es más divertido y asegura su continuidad. Elija cualquier actividad en relación con su edad. Una actividad ligera que no sobrecargue las articulaciones. No olvide que, por ejemplo, bailar es un ejercicio excelente.

El ejercicio también es adecuado para los jóvenes. En el niño y adolescente es importante que se acostumbren a hacer algún tipo de ejercicio: en ellos favorece un desarrollo corporal armonioso; además, se asocia a hábitos de vida más sanos, evitando el alcohol y el tabaco, y otro tipo de drogas. Por otra parte, los deportes en grupo favorecen las relaciones interpersonales y la agradable sensación de «pertenecer a ese grupo». Los niños aprenden además que hay que trabajar y luchar para vencer, y este aprendizaje lo interiorizan y les será útil más tarde en la vida.

Otro de los beneficios del ejercicio, muy importante en las personas obesas, es el gasto energético que supone. La realización de 20-30 minutos de ejercicio aeróbico tres veces a la semana supone un gasto de unas 600-900 kcal. Si el paciente es capaz de aumentar a 30-60 minutos al 70-85 por ciento de la frecuencia cardiaca máxima tres a cinco veces a la semana, el gasto energético puede llegar a ser de 1.000 a 3.000 kcal a la semana. Si ese aumento del gasto energético se combina con una reducción de la ingesta calórica el ejercicio se convierte en un arma importante para conseguir una reducción del peso. El problema sería si la realización de ejercicio se acompaña de un aumento compensador de la ingesta calórica comprobándose que ésta sí se produce en personas delgadas, pero no en obesas.

Consideraciones prácticas para la realización de ejercicio

El ejercicio idealmente debe realizarse de forma regular. Antes de iniciar un programa de ejercicio, sobre todo si usted es obeso y se asocia un nivel de colesterol elevado, hipertensión, además es varón mayor de cuarenta y cinco años–cincuenta años o mujer posmenopáusica, es preciso tener un adecuado control de los factores de riesgo cardiovasculares, especialmente la diabetes y la hipertensión. Si presenta un riesgo cardiovascular elevado por la suma de varios de los factores de riesgo antes enumerados, lo ideal sería la realización de una prueba de esfuerzo en la cinta rodante (a la vez que se está registrando un EKG) antes del inicio de un programa de deporte. Esta recomendación, aunque prudente, muchas veces es difícil de llevar a cabo, por lo que, de forma práctica, puede aconsejarse el seguimiento de un programa de adaptación cardiaca, en donde el ejercicio se realiza de manera progresiva y se les enseñan a los pacientes técnicas adecuadas de calentamiento, estiramiento y enfriamiento.

La cantidad y el tipo de deporte que debe realizarse varía en función de cada enfermo, tanto por motivos personales como de entrenamiento físico. Para obtener un adecuado nivel de entrenamiento aeróbico es preciso realizar, al menos, tres sesiones de unos 20 a 30 minutos cada una, en días no consecutivos. Debe llegarse al 50-55 por ciento de la capacidad aeróbica máxima, lo que equivale, aproximadamente, al 70 por ciento de la frecuencia cardiaca máxima ajustada para la edad (frecuencia cardiaca máxima = 220 – edad en años). El tipo de ejercicio debe implicar el uso de la mayor parte de la musculatura (paseo enérgico, aerobic, correr, natación, ciclismo...).

Cuando se inicia un programa de ejercicio en un paciente obeso es fundamental realizarlo de forma gradual. Esto es especialmente importante en los pacientes mayores, muchos de los cuales han permanecido sedentarios durante muchos años. Un programa de ejercicio gradual permite que el sistema cardiovascular se adapte de forma progresiva y facilita el desarrollo de flexibilidad y fuerza muscular.

En ocasiones no es posible hacer un ejercicio programado. Pero casi siempre es posible moverse más en la vida diaria: usa menos el coche, los ascensores..., simplemente camina una hora diaria.

Beneficios del ejercicio:

Efectos psicológicos positivos del ejercicio:

1. Mejora la autoestima.
2. Sensación de bienestar.
3. Ayuda a relajarse.
4. Mejora el estado de ánimo.

Efectos sobre los lípidos:

1. Aumenta el colesterol bueno (HDL).
2. Disminuye los triglicéridos.

Efectos sobre la glucosa:

1. Mejora la tolerancia a la glucosa.
2. Aumenta la sensibilidad a la insulina.

Capítulo 10

Vamos al colegio: algunas lecciones sobre nutrición

«La muerte repentina es más común en las personas de constitución gruesa que en aquellas delgadas.»
HIPÓCRATES

El lema de este libro es «Adelgazar y no recuperar el peso perdido». Ya conoces una solución a tu exceso de peso; te enseñaré a modificar tus hábitos, pero primero debes conocer tu enfermedad.

Imagínate que entras a la escuela y hoy es tu primer día de clase, te sientes contento y con ganas de aprender. ¿Sabes cuál es la primera lección?

Lección primera: la obesidad

Empieza a coger apuntes, porque comenzamos a toda velocidad; debes confiar en ti mismo, estoy convencida de que vas a superar el curso con éxito. Olvídate de antiguas lecciones, muchas carecían de validez científica y resultaron una gran tomadura de pelo: dietas milagrosas, píldoras mágicas, inyecciones dolorosas, pulseras, vendas frías y calientes, agujas de todo tipo...

Todo esto formará parte del pasado cuando acabes de leer este libro y te habrás convertido en un «experto» en obesidad, nutrición y alimentación.

Los peligros de la obesidad

El estudio de la obesidad viene ocupando en los últimos años una de las mayores preocupaciones de la Salud Pública. La OMS la ha definido como «la epidemia del siglo XXI». Los últimos estudios indican que en España la prevalencia global de la obesidad es del 13,4 por ciento, siendo más elevada en mujeres —15,3 por ciento— que en varones —11,5 por ciento— y esta cifra está aumentando rápidamente. La obesidad no es sólo un problema estético, sino que se asocia con la reducción de la esperanza de vida y actualmente está establecido que las personas obesas presentan, con respecto a la población no obesa, un riesgo de desarrollo de diversas patologías como son las enfermedades cardiovasculares, diabetes, hipertensión, alteraciones de los lípidos en sangre, cálculos biliares y cáncer de colon entre otros, conduciendo a una mayor mortalidad.

La obesidad se define como un exceso de la cantidad de grasa del cuerpo. No sería correcto entenderla únicamente como un exceso de kilos con relación a la talla; hay personas que presentan un incremento del peso corporal, pero a expensas de músculo.

Por ejemplo, un deportista que practique culturismo. A partir de ahora, cuando hablemos de obesidad nos referiremos al exceso de grasa de nuestro organismo.

Las personas obesas son más propensas a presentar diversas patologías y factores de riesgo asociados, entre los que cabe destacar los siguientes:

1. Tensión arterial elevada.
2. Diabetes.
3. Artrosis de cadera y de rodillas, que con el paso de los años llega a ser totalmente invalidante.

La obesidad también empeora nuestra propia imagen corporal, incide de manera negativa en nuestra calidad de vida y en nuestro estado de ánimo, así como en el entorno familiar, social y profesional. Además, el obeso también tiene problemas psicológicos, ya que es rechazado por la sociedad e incluso a veces discriminado para la obtención de ciertos puestos laborales. Se ha estimado que el 40 por ciento de los pacientes con obesidad importante padece de depresión y esto los hace aislarse cada vez más, no salir de casa y no realizan ejercicio, con lo que su obesidad va cada vez aumentando. Dado lo frecuentes que son la hipertensión y la diabetes en la población con sobrepeso y obesidad, vamos a detenernos unos momentos para explicar estos conceptos.

La hipertensión arterial

La sangre circula por nuestras arterias gracias a un sistema de diferentes presiones. La presión sistólica (también llamada la máxima) indica la presión producida por la contracción del corazón, y la presión diastólica (la mínima) indica la distensibilidad o el tono del sistema vascular. Cuando la presión a la que circula la sangre es superior a la cifra considerada sana se denomina hipertensión arterial. Los límites actualmente establecidos de normalidad de la tensión arterial dependen de la edad y de las características de cada paciente. En personas sin otros factores de riesgo es de 150/90, pero en personas con otros factores de riesgo, como son los diabéticos, el límite es aún más bajo, de 145/85. Para diagnosticar una hipertensión hay que hacer una medición en condiciones correctas, tras unos minutos de reposo. La hipertensión arterial constituye una de las enfermedades más frecuentes en los adultos, prácticamente el 20 por ciento de la población adulta es hipertensa (en Estados Unidos esta cifra llega al 33 por ciento, posiblemente en relación con la alta incidencia de obesos), y lo realmente preocupante es que esta cifra va en aumento, asociándose al crecimiento de la obesidad. Sin embargo, muchos hipertensos no saben que padecen esta alteración, y además, una gran parte de los que lo saben no están adecuadamente controlados. La hipertensión es una alteración crónica que requiere un tratamiento para controlarla de por vida; sin embargo, en ocasiones puede ser suficiente únicamente con un tratamiento dietético junto a un aumento del ejercicio físico. De entre los factores nutricionales que influyen en la hipertensión arterial están la obesidad, el excesivo consumo de sal y de alcohol. Sin embargo, a pesar de la creencia popular de que la cafeína predispone a la hipertensión, este hecho no ha sido demostrado científicamente. Se calcula que aproximadamente uno de cada cuatro casos de hipertensión está relacionado con la obesidad.

¿Por qué se produce la hipertensión? En la mayoría de los casos no se encuentra ninguna causa que produzca la hipertensión; se trata de la hipertensión arterial esencial. Se han descrito numerosos mecanismos neurohormonales que motivan un aumento del tono y contracción de la pared muscular de las arterias y arteriolas. Éstos pueden venir condicionados genéticamente. En pocos casos se encuentran como causa de la hipertensión ciertas enfermedades endocrinológicas o renales.

¿Qué es la hipertensión emocional? En ocasiones, la tensión arterial puede aumentar, sobre todo la sistólica (máxima) por una reacción de estrés. Esto es frecuente que ocurra en la consulta del médico, y es lo que se ha llamado la «hipertensión de bata blanca, o emocional», que se debe a la reacción de estrés por la toma de tensión por el médico, que no se produce cuando se toma la tensión tranquilamente en una farmacia. Aunque no es un problema importante, lo cierto es que la reacción de estrés tiende a repetirse en múltiples situaciones de la vida cotidiana y, al final, la hipertensión se puede convertir en permanente.

¿Qué problemas puede producir la hipertensión? Habitualmente, la hipertensión cursa de forma silente; en algunas ocasiones puede manifestarse como cefaleas, pero poco a poco va dañando órganos vitales como el corazón, los riñones, el cerebro y las arterias. Es uno de los principales factores de riesgo cardiovascular, junto al tabaquismo y el colesterol elevado. El corazón debe trabajar más para poder mandar la sangre con una presión arterial aumentada y va a desarrollar, como consecuencia de la hipertensión, una hipertrofia ventricular izquierda. A la larga, este mecanismo compensador supone una mayor demanda de sangre para el propio corazón con hipertrofia y además se favorece la arteriosclerosis; cuando las arterias coronarias no pueden ofrecer la demanda de sangre se produce la enfermedad coronaria y el infarto agudo. Al fallar el corazón de forma crónica se cae en la insuficiencia cardiaca. A nivel cerebral, la tensión arterial aumentada es la principal causa de alteraciones en las arterias, que pueden conllevar a su rotura, con la temida complicación de la hemorragia cerebral y el consiguiente daño neurológico. Una buena forma de valorar la afectación de las arterias cerebrales es mediante el estudio del fondo de ojo. Con esta exploración se puede observar la retina (que es realmente una parte del cerebro), en la que están presentes todas las alteraciones de las pequeñas arteriolas cerebrales. Otro de los órganos que sufre el efecto nocivo de la hipertensión es el riñón, que se va esclerosando y perdiendo función progresivamente hasta llegar a la insuficiencia renal crónica.

¿Cómo se trata la hipertensión? En primer lugar, si el paciente tiene obesidad o sobrepeso debe realizar una dieta para intentar reducir su peso en alrededor de un 10 por ciento. Este porcentaje, que es relativamente fácil de alcanzar, supone sólo unos 8 kg en el paciente con 80 kg, y logra unos importantes beneficios. Además, han de evitarse otros factores de riesgo cardiovascular cuyo efecto se potencia, principalmente el tabaco. Algunas personas piensan que el fumar afecta sólo a los pulmones; sin embargo, el exceso de mortalidad por problemas cardiovasculares asociados al tabaquismo es tres veces mayor que el exceso de mortalidad asociada al cáncer de pulmón. Los pacientes diabéticos (la hipertensión se asocia con gran frecuencia a la diabetes) deben controlar adecuadamente el nivel de glucosa en sangre. El ejercicio físico es muy recomendable, siempre adaptado a la edad y a la condición física. Es suficiente con caminar durante una hora o alguna otra actividad al día para lograr los siguientes efectos beneficiosos: la actividad física ligera disminuye directamente la tensión arterial; facilita la pérdida de peso; por último, aumenta la autoestima. Cuando las medidas anteriores no son suficientes, disponemos hoy de fármacos muy eficaces para disminuir la tensión que debe recetar y controlar tu médico. Incluso esos fármacos se pueden asociar entre sí para lograr una mayor eficacia.

Tratamiento higiénico-dietético de la hipertensión

— Evitar el estrés, incluso con técnicas de relajación.

— Disminuir de peso, si padeces sobrepeso.

— Ejercicio físico, preferiblemente, adaptado de forma individual; si esto no es posible, caminar al menos, 1 hora al día.

— Evitar otros factores de riesgo, sobre todo el tabaco.

— Disminuir el consumo de sodio (sal común y alimentos con conservantes).

— Suspender los anticonceptivos orales.

La diabetes

La diabetes es una de las principales enfermedades asociadas a la obesidad. Es una enfermedad crónica que se caracteriza porque cursa con una elevación de las cifras de glucosa en sangre. Los alimentos, una vez ingeridos, son digeridos en el intestino, y gran parte de ellos se transforman en glucosa. Esta glucosa es absorbida desde la luz del aparato digestivo hasta la sangre, donde es transportada hasta las células. Para penetrar en las células es necesaria la acción de la hormona insulina. Una vez dentro de las células es metabolizada (o quemada), produciéndose la energía necesaria para el mantenimiento de la vida y de la temperatura corporal, el ejercicio...

Se distinguen dos tipos principales de diabetes: en la diabetes de tipo 1, que afecta principalmente a niños o a personas jóvenes, existe un déficit de insulina debido, generalmente, a una lesión del páncreas de tipo inmunológico. Entonces la glucosa se acumula en sangre, mientras que la célula está privada de ella. Estos pacientes necesitan obligatoriamente insulina para sobrevivir. En la llamada diabetes de tipo 2 (o diabetes del adulto, ya que afecta sobre todo a personas de edad madura) hay insulina pero hay una resistencia a la acción de la misma, es decir, no es eficaz, por lo que la glucosa no puede entrar a la célula y se acumula, igualmente, en la sangre. Este tipo de diabetes con gran frecuencia se asocia a la obesidad y mejora la resistencia a la insulina cuando el paciente disminuye de peso.

La prevalencia de la diabetes en nuestro medio es de, aproximadamente, el 5 por ciento, es decir, de cada cien personas, cinco padecen diabetes. Lo peor es que esta cifra se incrementa según aumentan el sobrepeso y la obesidad.

La sintomatología de la enfermedad puede empezar con la tríada clásica de orinar excesivamente, mucha sed y pérdida de peso, pero en la diabetes de tipo 2 a menudo los pacientes apenas tienen síntomas y se diagnostica de forma casual al realizarse una analítica rutinaria. Sin embargo, las cifras elevadas de glucosa en sangre de forma persistente son tóxicas para la pared de las arterias, para el riñón y para los ojos. Por ello, después de muchos años de diabetes mal controlada, en algunos diabéticos aparecen las complicaciones a largo plazo, con pérdida de la función renal (que puede llegar a precisar diálisis), alteraciones de la retina (que pueden llevar a la ceguera), de la conducción nerviosa y con alteraciones de las arterias de tipo arteriosclerosis que pueden producir infartos de corazón, accidentes vasculares cerebrales e insuficiente riego sanguíneo en los miembros inferiores con riesgo de amputaciones.

Sin embargo, hay que destacar que el riesgo de estas complicaciones disminuye mucho cuando se obtiene la «casi normoglucemia», es decir, cuando mediante el tratamiento dietético y medicamentoso se logra que las cifras de glucosa sean lo más cercanas posibles a los valores normales, según se ha demostrado claramente en los estudios clínicos realizados. La dieta del diabético ha evolucionado a lo largo de los años, según han ido evolucionando los medicamentos, las insulinas y su forma de administración. Atrás queda la época en que al diabético casi no se le permitía comer ningún carbohidrato. Actualmente disponemos de nuevos fármacos y nuevas formas de administración de insulina (con bolígrafos que simplifican enormemente su administración y que permiten las pautas de insulinoterapia intensificada, con 3, 4 o 5 dosis al día) y ello permite que los diabéticos puedan comer casi igual que una persona no diabética.

En general, la dieta que debe realizar el paciente diabético debe ser una dieta equilibrada, siguiendo las recomendaciones de tipo general (12-15 por ciento del valor calórico total en forma de proteínas, 55 por ciento en forma de carbohidratos, 30 por ciento en forma de grasa, siendo la grasa saturada menos del 10 por ciento, con alto consumo de fibra y moderación del consumo de sodio) pero casi exenta de azúcares simples. Éstos son principalmente la sacarosa (el azúcar común), que debido a su pequeño tamaño tiene una absorción tan rápida que produciría un pico de glucemia excesivo. Sin embargo, no hay razón para prohibir el consumo de pasta, féculas y legumbres en cantidades limitadas. La dieta debe integrarse con el tratamiento farmacológico (fármacos antidiabéticos orales o insulina) y es esencial que el paciente conozca los objetivos del tratamiento dietético como parte de una buena educación diabetológica.

En los casos en los que a la diabetes se asocie obesidad, la dieta deberá ser también hipocalórica, para intentar llegar a un peso razonable. Es frecuente que en casos de diabetes tipo 2 con obesidad, si el paciente hace correctamente una dieta bien indicada por su médico, se logre controlar perfectamente la diabetes y en ocasiones es incluso posible disminuir o suspender el fármaco antidiabético prescrito.

Asimismo, es muy importante el horario de la ingesta, que se debe adecuar a las dosis de insulina o a los fármacos. Es especialmente importante que el diabético con insulinas de tipo retardado, llamadas también NPH, siga un horario estricto y no omita ninguna ingesta, y especialmente las tomas a media mañana y antes de acostarse, ya que al tener la insulina puesta si no ingieren comida pueden caer en una grave complicación: la hipoglucemia o bajada de glucosa en sangre.

También la dieta ha de adaptarse al ejercicio físico. La actividad física tiende a bajar los niveles de glucosa en sangre, por lo que en caso de realizar un ejercicio intenso han de tomar ingestas suplementarias de hidratos de carbono, especialmente galletas, frutas o zumos, cuando están tomando algún fármaco hipoglucemiante o administrándose insulina.

Un tema interesante son los numerosos productos que se encuentran en el mercado y que se anuncian como «productos para diabéticos». Estos productos suelen llevar edulcorantes artificiales, que pueden tener calorías o no. Los hay fabricados con sacarina y aspartamo (que no tienen calorías) y los hay que contienen fructosa o polialcoholes (sorbitol, xilitol). Tanto la fructosa como los polialcoholes en último término son metabolizados como la glucosa pero, evidentemente, no causan una subida importante de la glucosa en sangre. Sin embargo, sí que aportan calorías por lo que hay que tenerlos en cuenta si se está intentando perder peso. Además, es preferible que la fructosa se coma con los productos naturales que la conllevan, es decir, con la fruta natural, ya que de esta forma también se aportan los antioxidantes. En general, aunque los alimentos para diabéticos no son dañinos, tampoco conviene abusar de ellos libremente y sí consultarlo con su médico.

Tras muchos años de diabetes no controlada adecuadamente, puede dañarse el riñón. Cuando se detecta en un análisis de orina que el riñón diabético está empezando a fallar (fase de nefropatía incipiente) entonces hay que hacer una cierta restricción de proteínas, que se ha demostrado que ralentiza la pérdida de la función renal y va a retrasar la posible entrada del diabético en un programa de diálisis.

En resumen, no hay una dieta única de la diabetes, sino que hay que individualizarla, atendiendo a las características y preferencias de cada paciente, a la presencia o no de obesidad, a la situación clínica o posibles complicaciones y enfermedades asociadas y a los objetivos que se quiera lograr con ella. En todos los casos, la dieta debe integrarse dentro del tratamiento farmacológico como parte de la educación diabetológica.

¿Por qué soy gordo/a?

Seguramente responderíamos a esta pregunta diciendo «porque comes más de lo que quemas». Pero muy bien sabemos que la obesidad no depende sólo de lo que se come, hay factores endógenos que pueden favorecer el sobrepeso.

Muchas personas son obesas porque van ganando algunos pocos kilos cada año: a 2 kilos por año, en diez años se encuentran que les sobran de 10 a 20 kilos.

Hay obesos que se creen desafortunados cuando se comparan con otras personas que comen mucho y están delgadas. Pero es que una cierta cantidad de alimentos puede ser normal para una persona, mientras que puede ser excesiva para otras que realicen menos actividad, tengan menor talla o mayor edad. Sin embargo, parece ser que sí hay personas que aprovechan mejor la energía de los alimentos, por lo que la energía no utilizada tienden a almacenarla en forma de grasas. Y esta característica viene determinada genéticamente. Estas personas, por tanto, serían las mejor adaptadas para sobrevivir con escasez de alimentos y por ello, en la sociedad actual, en la que hay una gran oferta de comida, tienden a guardar el exceso por si vienen condiciones más adversas. Se ha descrito recientemente que las responsables son diferentes hormonas, como la leptina, que es liberada por el tejido adiposo y actúa a nivel cerebral controlando la ingesta de alimentos. Parece ser, pues, que hay una intercomunicación entre la grasa y el cerebro. Otra posible responsable es la proteína desacoplante o termogenina, que disiparía la energía sobrante en forma de calor. Pero estas investigaciones se hallan más allá del alcance de este libro y además todavía no tienen una traducción clínica para cl tratamiento de los casos de obesidad.

La genética es en parte responsable de nuestra obesidad; los padres obesos tienen el riesgo de tener hijos obesos, pero eso no es excusa para dejar que se nos acumulen los kilos, hay que intentar normalizar nuestro peso. También en las familias obesas se adquieren malos hábitos alimentarios y de inactividad física, que se aprenden en la niñez y se mantienen en la vida adulta.

Los padres deben educar a sus hijos en hábitos alimentarios positivos para que entiendan el acto de comer como un placer y no como un displacer. Los padres deben ser un ejemplo para los hijos, procurando que el niño se aleje de los malos hábitos alimentarios, de forma que no consuma productos de bollería industrial, dulces y golosinas, que lo único que conllevarán son calorías vacías con poco contenido nutricional. Está más que evidenciado que el entorno familiar va a condicionar los hábitos y apetencias alimentarias del niño. Algunos aspectos básicos de nuestro entorno familiar, qué comemos, cómo comemos, cuánto comemos... seguirán vigentes en el individuo a lo largo de toda su vida.

El medio escolar y el entorno social también influyen en la práctica dietética del individuo.

Pero, ¡¡¡ojo!!!, no hay que olvidarse del adolescente, una etapa de la vida donde se empieza a formar nuestra personalidad y nuestros hábitos alimentarios, que se mantendrán durante toda la vida. En esta etapa se empieza a comer fuera del ámbito familiar y se frecuentan lugares de comida rápida y prefabricada, y hay que tener presente que la mayoría de los adolescentes obesos serán adultos obesos. Los jóvenes se preocupan de su físico y por afán de mejorarlo lo alteran con exceso o con defecto encontrando cuadros típicos de obesidad, anorexia y bulimia. El muchacho debe aprender a distinguir entre el peso estético y el peso que le alarga y le mejora sus condiciones de vida.

Respondiendo a la pregunta inicial, «¿Por qué soy gordo?», te diré que se han observado ciertas características comunes en la población obesa:

1) El aumento del poder adquisitivo y mejora del nivel de vida ha modificado los hábitos alimentarios de

la población. Ha aumentado el consumo de alimentos que se consideran de más prestigio por el alto coste que suponen, dejando de lado los alimentos de menor valor nutricional y bajo poder calórico, necesarios para llevar una alimentación equilibrada.

2) El gran desarrollo tecnológico ha supuesto una mayor comodidad de vida, modificándose varios factores como el mayor uso de transportes, mayor confort en el hogar y en el trabajo.

Por poner algún ejemplo, se ha estimado la disminución del ejercicio que supone el uso del teléfono móvil con respecto al teléfono fijo tradicional. Si se reciben unas 20 llamadas al día, en las que antes nos desplazábamos unos 20 m de media para coger el teléfono (y otros 20 m de vuelta), eso al cabo del año supone unos 0,5 kg de grasa acumulada debido al ejercicio no realizado.

3) Cambios en el ritmo de trabajo como la incorporación de la mujer en el mundo laboral o el aumento de las distancias del lugar de trabajo al hogar han llevado a un aumento de comida rápida, alimentación con alto contenido en grasas saturadas y desequilibrada nutricionalmente.

4) Aumento en el consumo de alcohol por una mayor oferta y variedad de bebidas alcohólicas sustituyendo el vino por bebidas destiladas con alta graduación alcohólica y por ello con alto poder calórico.

Todos estos factores contribuyen a disminuir el gasto energético de las personas sin cambiar los hábitos alimentarios y es evidente que, si comemos más de lo que gastamos, aumentamos de peso y nos exponemos a padecer obesidad.

¿Cómo se mide la obesidad?

Si quieres conocer tu situación nutricional, debemos cambiar de asignatura; vamos a aprender matemáticas, una fórmula científica sencilla para saber si estamos en niveles normales de peso, sobrepeso u obesidad. El Índice de Masa Corporal (IMC) se obtiene tras el siguiente cálculo:

$$IMC = \frac{PESO(kg)}{ALTURA\ (m)^2}$$

El valor resultante de este cálculo matemático se interpreta en la siguiente tabla:

20-25: normopeso
25-27,5: sobrepeso leve
27,5-30: sobrepeso
>30: obesidad

Quizá te hayas alegrado al ver que tu situación nutricional es de normopeso, tú que siempre habías pensado que eras «gordito». O quizá me equivoco y te quedaste sorprendido al descubrir que tenías exceso de peso, porque nunca te habías visto como una persona «gordita», siempre te habías sentido bien con tu peso. Es importante entender que una cosa es cómo nos sentimos y la otra es qué suponen estos kilos para nuestra salud.

Estas situaciones se dan a menudo cuando uno calcula su IMC y ve que se encuentra dentro de los valores (25-29,9) presentando sobrepeso o, de lo contrario, su

IMC se engloba dentro de la denominación de normalidad (18,5-24,9). Las personas debemos aprender a distinguir entre el peso estético y el peso saludable. Peso estético es aquel que psicológicamente y bajo nuestro criterio personal aceptamos como adecuado. El peso saludable es el que mejora nuestras condiciones de vida y debería ser el peso elegido, porque nos da salud y nos previene de la obesidad.

¿Qué tipo de obesidad tengo?

Como ya sabemos, la obesidad es un exceso de masa grasa y dependiendo de cómo se distribuya éste en nuestro organismo presentaremos un tipo de obesidad u otra. ¿Por qué es importante conocer el tipo de obesidad que tenemos? Porque así podremos saber el mayor o menor riesgo al que nos enfrentamos de padecer algunas enfermedades.

1. La obesidad ginoide, que es la que suelen presentar las mujeres, se caracteriza por la localización del exceso de grasa en la zona de los muslos y glúteos, lo que da lugar a un estilo de figura en forma de pera.
2. En la obesidad androide, característica de los hombres, predomina el exceso de grasa alrededor de la cintura y el abdomen, lo que da lugar a un estilo de figura en forma de manzana. ¿Cómo puedo averiguar el tipo de obesidad que tengo? Primero de todo, cambiaremos de asignatura, dejando las matemáticas a un lado y nos vamos al «corte y confección». Cogemos una cinta métrica y, como si fuésemos a hacer un traje, mediremos la circunferencia de nuestra cintura.

A partir de esta medida podemos determinar si la obesidad es predominantemente abdominal o glúteofemoral. Dicho de otra manera, obesidad tipo pera o manzana. Conoceremos la predisposición que tenemos de padecer algunas enfermedades como la diabetes, hipertensión arterial, enfermedades coronarias; aunque esto no significa que necesariamente las vayamos a tener, nos indica el riesgo en la salud del individuo.

Los límites para la circunferencia de la cintura son:

— Hombres: mayor de 102 cm.
— Mujeres: mayor de 88 cm.

¿Tengo problemas metabólicos?

Muchas personas que vienen a mi consulta justifican su obesidad achacándolo a un problema metabólico. Para que no se den este tipo de confusiones te explicaremos el funcionamiento del metabolismo, así que presta atención a la siguiente fórmula:

GASTO ENERGÉTICO TOTAL = gasto metabólico basal + actividad física + termogénesis.

Si te has perdido, no te preocupes; ahora te vamos a explicar cada concepto:

— *Gasto energético total*: es el consumo total de energía que realiza el organismo.

— *Gasto metabólico basal:* es la cantidad de energía que necesitan las células de nuestro organismo, indispensables para realizar las funciones fisiológicas y mantenernos en vida. En la mayoría de adultos sedentarios representa el 50-70 por ciento del gasto energético total.

— *Actividad física:* es el componente más variable del gasto energético total. Se divide en dos componentes principales, la actividad física espontánea (incluye movimientos inconscientes y dependerá también de factores genéticos) y el ejercicio físico intencionado. Puede representar desde el 20 al 40 por ciento del gasto energético total, dependerá evidentemente de nuestra actividad. A más actividad, más gasto.

— *Termogénesis:* se refiere a la energía que consume el alimento desde que se mastica hasta que se digiere en el estómago y pasa a la sangre para ser transportado según las necesidades del organismo.

El gasto energético basal (GEB) muchas veces está determinado genéticamente y, si a esto le añadimos la falta de actividad física y los hábitos alimentarios incorrectos, llegaremos al origen del mayor porcentaje de personas obesas. Cada persona tiene su propio metabolismo, que podemos modificarlo, en cierta manera, pero no cambiarlo, si éste es normal, sano. Si padeciésemos alguna enfermedad, como podría ser una disfunción tiroidea, entonces sí que deberíamos intentar cambiar nuestro metabolismo, pero en los individuos sanos, lo correcto es cambiar nuestros hábitos de vida.

Cuando relacionamos el metabolismo basal y la obesidad hablamos de las personas «afortunadas» y de las «desafortunadas». Las «desafortunadas» serían las que tienen un metabolismo basal bajo, de reacciones químicas lentas, que poseen un metabolismo ahorrativo que hace que la energía se acumule en forma de grasa produciendo un exceso de peso. En el caso de los desafortunados, la actividad física será su gran amiga.

¿Cómo medir el metabolismo basal? Volvemos a las matemáticas y ahora nos toca multiplicar.

Hombres: kg x 24
Mujeres: kg x 21,6

Otra fórmula para calcular el gasto energético basal es la descrita por Harris y Benedict y que tiene en cuenta la edad, talla, sexo y peso.

Hombre: GEB = 66 + (13,7 x peso en kg) + (5 x altura en cm) - 6,8 x edad en años.
Mujer: GEB = 65,5 + (9,6 x peso en kg) + (1,8 x altura en cm) - 4,7 x edad en años.

Calculando el gasto energético basal sabremos las calorías que necesitaríamos si estuviéramos en reposo físico; evidentemente, esto no se da en la mayoría de los obesos, por eso igual te interesa el siguiente tema.

¿Cuántas calorías necesito?

Como ya hemos comentado anteriormente, las fórmulas para calcular el gasto energético basal nos dan las calorías que necesita un individuo en estado de reposo y éstas no son las necesidades reales de una persona con una actividad normal. Para estimar las calorías que requiere una persona en un día debemos corregir el valor obtenido con las fórmulas de GEB. ¿Cómo? Multiplicando el resultado por unos factores de corrección según la actividad física de cada individuo.

— baja: x 1,2
— media: x 1,4
— alta: x 1,6

Otra forma sencilla es calcular las calorías según el peso y la actividad física:

actividad	bajo peso	normales	obesos	
baja	30	25	20	kcal/kg/día
media	35	30	25	
alta	40	35	30	

Se deben ingerir aproximadamente 0,8 - 1 g de proteínas por cada kg de peso al día. Esto implica, para una persona de 70 kg, unos 60-70 g al día.

Una vez finalizada la operación, llegó la hora del recreo y podrás tomarte el bocadillo de media mañana, mejorará tu actividad escolar y además evitarás que comas en exceso en la comida. Eso sí, el tamaño del «bocata» debes juzgarlo tú y creo que después de esta última clase tienes criterios suficientes para hacerlo.

Lección segunda: algunos conceptos básicos de nutrición

Para elegir adecuadamente tus alimentos es necesario conocer algunos conceptos básicos de nutrición. No existe una única dieta adecuada para conseguir una buena nutrición. Los patrones de dietas y de hábitos alimentarios varían de una sociedad a otra. En España, debido a la riqueza gastronómica de nuestra nación, varían incluso de una comunidad autónoma a otra. Además, también difiere el patrón de alimentación a lo largo de la vida, según van cambiando las necesidades nutritivas con la edad.

Calorías y energía

La caloría es la unidad de energía, es decir, es «la gasolina que hace andar al coche». Los alimentos contienen nutrientes y éstos aportan calorías. Los hidratos de carbono aportan 4 kcal por gramo mientras que la densidad calórica de las grasas es mayor ya que aportan 9 kcal por gramo. Una situación intermedia la ocupa el alcohol, ya que aporta 7 kcal por gramo. Estas calorías o energía que contienen los alimentos se liberan cuando los nutrientes que constituyen el alimento son quemados u oxidados dentro de las células. Además de liberarse energía se libera anhídrido carbónico (CO_2) y agua. El CO_2 es un gas que se elimina posteriormente con la respiración.

Hidratos de carbono

Son nutrientes energéticos, popularmente denominados «azúcares», ampliamente presentes en el reino vegetal. Las plantas los forman uniendo anhídrido carbónico y agua, gracias a la energía del sol que toman por la acción de la clorofila. El hombre los ingiere en la dieta pero también puede sintetizar carbohidratos a expensas de proteínas.

Algunas personas consideran a los alimentos ricos en carbohidratos como «productos que engordan». Esto ha hecho que en los últimos años haya disminuido el consumo de carbohidratos y haya aumentado el de los productos ricos en grasas y proteínas. Asimismo, ha aumentado el consumo de productos manufacturados ricos en azúcar, disminuyendo el consumo de los feculentos y los ricos en fibra. Sin embargo, esto tiene consecuencias nocivas para la salud.

El más conocido de los carbohidratos es la sacarosa o azúcar de caña, que es un disacárido: es decir, está formado por la unión de una molécula de glucosa y otra de fructosa. La lactosa (o azúcar de la leche) está formada por la unión de glucosa y galactosa. Los polisacáridos están formados por la unión de muchas moléculas de monosacárido y se distinguen dos tipos principales: el almidón, que se encuentra en los cereales, tubérculos y legumbres, y de tipo glucógeno, que es como se almacenan los carbohidratos en el hígado en el organismo. Además, hay otros polisacáridos que forman parte de la estructura de la pared celular de los vegetales y que no pueden ser utilizados por el organismo humano ya que carecemos de sustancias que nos faciliten la digestión. Estos polisacáridos no utilizables son los que constituyen la fibra alimentaria.

Cuando se ingiere un alimento rico en carbohidratos su digestión empieza en la boca gracias a la acción de un enzima: la amilasa salivar, que comienza el proceso de separación de los disacáridos y polisacáridos en monosacáridos. Este proceso culmina en el intestino, donde actúa la amilasa pancreática, de forma que los carbohidratos se absorben en forma de monosacáridos: glucosa, fructosa... A través del torrente sanguíneo, la glucosa llega a las células y penetra dentro de ellas gracias a la acción de una hormona: la insulina. Dentro de las células, la molécula se va oxidando hasta que al final queda transformada en CO_2 y agua, liberándose energía en este proceso. En concreto, al quemarse 1 gramo de carbohidratos se generan 4 kcal. Esta energía es necesaria, no sólo para la actividad muscular voluntaria, sino para mantener constante la temperatura corporal, conservar los gradientes iónicos de las células, estabilizar las cifras de tensión arterial, los movimientos del intestino, la actividad nerviosa y cerebral... La glucosa sobrante se almacena en el hígado en forma de glucógeno, pero si es excesiva ya no queda sitio en el hígado y entonces se transforma en grasa y es llevada por la sangre hasta el tejido adiposo, donde se guarda para ser utilizada si es necesaria.

Lípidos o grasas

Son unas moléculas que constituyen el nutriente con mayor capacidad energética ya que al quemarse se liberan 9 kcal por gramo (recordemos que la misma cantidad de carbohidratos o de proteínas sólo produce 4 kcal). Tienen funciones metabólicas esenciales, y son importantes como elementos estructurales ya que forman parte de las membranas celulares.

Dentro de las grasas que ingerimos podemos dividirlas en grasas saturadas (se llaman así porque tienen en su molécula todos los enlaces que unen los diferentes átomos saturados), que son las que provienen de origen animal principalmente (y que pueden elevar las cifras de colesterol en sangre cuando se toman en cantidad excesiva), grasas monoinsaturadas (que como dice su nombre tienen un enlace sin saturar), cuyo principal ejemplo es el ácido oleico, que se encuentra en gran cantidad en el aceite de oliva, y grasas poliinsaturadas (con varios enlaces sin saturar dentro de su molécula), que se hallan principalmente en semillas (el aceite de girasol es un ejemplo, que se denomina omega 6) y también en los aceites de pescado (que se llaman grasas omega 3).

Sin embargo, hay que destacar que hay algunas grasas de origen vegetal, como son la grasa de palma y la de coco, que a pesar de su origen se comportan en el organismo como grasa saturada, elevando las cifras de colesterol.

El colesterol es un tipo de grasa que se ingiere al comer alimentos de origen animal, pero que también se puede sintetizar por el organismo humano a partir de grasas saturadas. En el organismo cumple con unas funciones importantes como, por ejemplo, que es precursor de las sales biliares y de la síntesis de hormonas esteroideas y sexuales. Sin embargo, cuando se ingiere en exceso, o no se puede metabolizar (o degradar) adecuadamente (habitualmente por causas genéticas), sus niveles en sangre se elevan y se tiende a depositar en la pared de las arterias, contribuyendo a la formación de la llamada «placa de ateroma» o arteriosclerosis.

Hay otro tipo de grasa, que es nociva cuando se consume en cantidades elevadas, que es la grasa «trans». Este tipo de grasa se produce cuando se realiza una manipulación de las grasas vegetales, que son líquidas a temperatura ambiente, para que se vuelvan sólidas. Es el caso de las margarinas, que se han obtenido tras manipulación industrial de aceites vegetales, realizando una hidrogenación parcial para que se vuelva sólida. Pero un efecto de este proceso es la formación de isómeros: el producto así obtenido contiene el hidrógeno en posición «trans» (en vez de en posición «cis», que sería su situación natural). No se sabe todavía cuáles son los efectos de este tipo de grasas trans a largo plazo, aunque parece que podrían actuar también como si fuera grasa saturada produciendo arteriosclerosis.

Principales fuentes alimentarias de grasa saturada y de colesterol

— Huevas de pescado
— Yema de huevo
— Sesos. Otras vísceras: hígado, riñón, criadillas
— Mantequilla, nata, quesos curados. Lácteos
— Grasa de carne: bacón, manteca, tocino
— Embutidos, fiambres
— Mariscos
— Productos de pastelería y/o bollería manufacturados con grasas animales o vegetales saturadas (de palma, de coco)
— Carnes rojas, de cerdo, de pato

Proteínas

Las proteínas, sin embargo, tienen una función plástica o formadora de tejidos. Durante el crecimiento sirven para crear tejidos nuevos y en la edad adulta para reparar o renovar los tejidos. Están formadas por cadenas de unas unidades denominadas aminoácidos. La característica bioquímica más importante de los aminoácidos es que contienen un átomo de nitrógeno. Hay unos aminoácidos llamados esenciales porque el organismo no es capaz de sintetizarlos. Las proteínas que contienen todos los aminoácidos esenciales las llamamos de «alto valor biológico», y se encuentran principalmente en los alimentos de origen animal: carnes, huevos, lácteos, pescado. Las proteínas de origen vegetal son «incompletas», con excepción de la proteína de soja, ya que no contienen todos los aminoácidos esenciales. Al aminoácido que le falta a un determinado alimento se le llama aminoácido limitante, y en ocasiones se puede obtener un alimento completo con la mezcla de otros dos cuyos aminoácidos limitantes se complementen. Es el caso de la mezcla de alubias (deficitarias en metionina) con maíz (deficitario en lisina), plato que se lleva consumiendo durante siglos en América del Sur. Lo mismo ocurre con las mezclas de legumbres con arroz, tan frecuentes en la gastronomía tradicional española.

El organismo digiere las proteínas que ingerimos gracias a la acción de unos enzimas existentes en el jugo pancreático (tripsina, quimiotripsina...) que actúan sobre las proteínas liberando los aminoácidos libres, los cuales son absorbidos a través del intestino hacia la sangre. Una vez en la sangre, los aminoácidos se emplean en numerosas funciones, por ejemplo, en síntesis de músculo, en síntesis de hormonas peptídicas (como la insulina y otras...), en síntesis de colágeno para la renovación de la piel y del hueso. Cuando se metabolizan, pierden el grupo que contiene el nitrógeno (grupo amino) y son metabolizadas de forma similar a los carbohidratos, liberándose energía. El grupo amino va a formar la urea que se excreta por la orina.

En situación de falta de nutrientes energéticos, y en especial de falta de carbohidratos, se pueden utilizar también las proteínas como sustrato energético, aportando, al igual que los carbohidratos, 4 kcal por gramo. Por ello, cuando el consumo de energía es deficiente se debe aumentar proporcionalmente el consumo de proteínas. Es decir, que el consumo asociado de carbohidratos y de grasas en la alimentación tiene un efecto ahorrador de proteínas. Las necesidades proteicas para un adulto son de alrededor de 0,8-1 gramo/kg de peso corporal/día.

Micronutrientes

Los micronutrientes son sustancias esenciales para el organismo pero en muy pequeñas cantidades. De ahí su nombre. Comprenden las vitaminas y minerales, que tienen esencialmente una función reguladora, es decir, actúan como controladores de la utilización de los otros nutrientes (por ejemplo, para que la glucosa se queme para producir energía), es decir, ayudan como coenzimas en el metabolismo intermediario. Las vitaminas se clasifican en liposolubles (A, D, E, K) e hidrosolubles (el resto: B_1 o tiamina, B_2 o riboflavina, B_3 o niacina, B_5 o ácido pantoténico, B_6 o piridoxina, B_{12} o cianocobalamina, ácido fólico y vitamina C).

Las vitaminas del grupo B actúan principalmente como reguladoras del metabolismo intermediario de los carbohidratos y de las proteínas. La vitamina B_{12} está relacionada con la síntesis de glóbulos rojos y con la función cerebral. Su carencia se da a veces en vegetarianos estrictos y en ancianos y puede producirse una anemia megaloblástica (se llama así porque los glóbulos rojos son más grandes de lo normal) y una demencia e incluso parálisis. La vitamina C está relacionada con los procesos de óxido-reducción celular, teniendo un papel antioxidante. La vitamina A tiene una función de mantenimiento de los epitelios y las mucosas, además de función antioxidante. La vitamina D está involucrada en el metabolismo fosfo-cálcico y en el crecimiento y mantenimiento del hueso. La vitamina E es un importante antioxidante y la vitamina K está involucrada en los procesos de coagulación (las personas que tienen tratamiento anticoagulante con Sintrom o dicumarínicos padecen una interferencia con la acción de esta vitamina).

Las fuentes de las principales vitaminas se muestran a continuación:

— *Vitamina A:* mantequilla, yema de huevo, leche entera, frutas.

— *Vitamina D:* aceites de pescado, salmón, arenque, mantequilla. También se puede formar en la piel por la acción de los rayos ultravioleta.

— *Vitamina E:* aceites vegetales, frutos secos, verduras.

— *Vitamina K:* vegetales, cereales, carne y leche.

— *Vitamina C:* frutas (principalmente cítricos) y hortalizas.

— *Vitaminas del grupo B:* legumbres, huevos, cereales, levadura de cerveza.

— *Ácido fólico:* vegetales, carne, huevos.

— *Vitamina B_{12}:* carne, huevos, pescado, leche.

Las sales minerales también son micronutrientes que participan como coenzimas en el metabolismo de los nutrientes (como el cobre) o tienen funciones estructurales (como el calcio y el fósforo, constituyentes del esqueleto) o participan en el transporte de oxígeno a los tejidos (como el hierro, que es esencial para los hematíes o glóbulos rojos de la sangre), o como constituyente de las proteínas musculares (el hierro) o de las hormonas tiroideas (el iodo). Además, el calcio participa en funciones de transmisión de señales nerviosas en el cerebro y en el músculo. Otros minerales, como el sodio (constituyente de la sal común), controlan el equilibrio del agua y los niveles de tensión arterial. El potasio es el principal ión que existe dentro de las células. Junto con el sodio y el cloro intervienen en el mantenimiento de un medio ambiente adecuado, con el grado de hidratación del organismo y con la transmisión neuromuscular. Debido a su importancia fisiológica están sometidos a una fina regulación en el organismo, principalmente gracias a la actuación del riñón, por lo que no suelen producirse importantes variaciones en su nivel en el organismo, independientemente de la ingesta, a no ser que haya una patología subyacente.

Los principales minerales y sus fuentes alimentarias se muestran a continuación:

— Hierro: carne, morcilla, huevos, legumbres.
— Calcio: productos lácteos, raspa de los pescados.
— Fósforo: carne, pescado, lácteos, huevos.
— Magnesio: verduras, legumbres, frutos secos, carne, chocolate, mariscos.
— Sodio: sal común.
— Potasio: frutas, verduras y hortalizas.
— Iodo: sal iodada, pescados.
— Selenio: mariscos, riñones, hígado y carne.
— Zinc: ostras, carne, hígado, huevos, leche.

En el organismo el 65 por ciento del hierro se encuentra formando parte de la hemoglobina. Esta proteína contenida en los glóbulos rojos es la encargada de transportar el oxígeno desde el pulmón a los tejidos. El resto forma parte de la mioglobina, que es una proteína similar que se encuentra en el músculo y que le cede oxígeno cuando lo precisa, y también almacenada en depósitos como el hígado o el bazo. Desde estos depósitos el hierro es movilizado para formar más hemoglobina cuando es necesario.

El déficit de hierro impide que se sintetice la hemoglobina y su nivel en sangre es bajo. Esto es lo que se llama anemia ferropénica. La deficiencia de hierro es muy frecuente, sobre todo en adolescentes y en mujeres en edad fértil, debido a las pérdidas frecuentes con las menstruaciones, que no son compensadas por una dieta rica en hierro. También es frecuente un déficit de hierro en la mujer embarazada, ya que tiene un aumento de los requerimientos. En algunos casos, incluso se puede detectar un déficit de hierro, sin que exista todavía anemia, por una disminución de los depósitos corporales, determinando en un análisis de sangre las proteínas que vehiculizan este mineral: la transferrina y la ferritina. En los casos en que no se puede cubrir este déficit con la dieta (cuando los requerimientos son muy altos, en caso de reglas muy abundantes o en la gestación) se debe suplementar con preparados farmacológicos con hierro. En las personas mayores la causa más frecuente de anemia ferropénica es que tengan pérdidas crónicas, aunque sean de pequeña cuantía, sobre todo a nivel gastrointestinal, y debe buscarse siempre cuál es la causa.

Algunos micronutrientes (vitaminas A y E, selenio, zinc) tienen capacidad antioxidante, y por ello evitan la formación de radicales libres (que se han relacionado con el envejecimiento, con la génesis de tumores, con la formación de cataratas, con la aterosclerosis y con el infarto de miocardio). Sin embargo, cuando se han realizado estudios como el ATBC Cancer Prevention Study, en Finlandia, administrando dosis farmacológicas de vitaminas antioxidantes que podrían disminuir la aparición de tumores (y en concreto de cáncer de pulmón) en pacientes con un riesgo elevado de padecerlos (por ser fumadores crónicos), los resultados no fueron los esperados. Es más, este estudio se suspendió antes del tiempo previsto porque en el grupo de fumadores a los que se había pautado tratamiento con dosis farmacológicas de vitaminas presentaron más tumores que en el grupo no suplementado. Actualmente se está realizando un estudio a nivel europeo (SUVIMAX), en el que participa España, con una metodología muy adecuada para conocer los efectos de los antioxidantes (vitamina C, E, beta-caroteno, selenio y zinc), administrados a dosis nutricionales, sobre la incidencia de cardiopatía isquémica, aparición de tumores, cataratas... Aunque todavía no disponemos de los resultados, ya que los 2.500 voluntarios participantes en España han empezado en el año 1998, y el estudio está programado para hacer un seguimiento longitudinal de al menos ocho años, es de esperar que este estudio nos aclare muchos aspectos relacionados con estos interrogantes.

Clasificación de los alimentos y sus nutrientes principales

A. *Alimentos energéticos*

Cereales (pan, pastas, arroz...)	carbohidratos complejos
Legumbres (garbanzos, lentejas...)	carbohidratos complejos, vit. B
Grasas	lípidos, vit. E
Azúcar, miel	carbohidratos simples
Frutos secos y fruta grasa (aceitunas)	lípidos, vit. E
Frutas	carbohidratos simples (fructosa)

B. *Alimentos plásticos*

Lácteos	prot. completas, calcio, vit. B
Cárnicos	prot. completas, hierro, vit. B
Pescado	prot. completas, calcio y fósforo
Huevos	prot. completas, hierro, vit. A y B
Legumbres	prot. vegetales, fibra, hierro, vit. B
Cereales	prot. vegetales, calcio, fibra

Frutas y verdura	fibra, vitaminas, minerales
Frutos secos	fibra, prot. vegetal, calcio

C. *Alimentos reguladores*

Frutas	vitaminas, fibra, potasio
Verduras y hortalizas	fibra, vitaminas, potasio

LECCIÓN TERCERA: ALIMENTACIÓN SANA

¿Qué es una alimentación equilibrada?

El objetivo de esta lección es entender los fundamentos de una dieta equilibrada para que así puedas descubrir por ti mismo qué es la base de la alimentación que te va a adelgazar. ¿Te interesa el tema? ¡Pues vamos allá!

El concepto de dieta saludable ha cambiado a lo largo de la historia; en tiempos pasados, la preocupación fundamental iba encaminada a evitar déficit nutricionales. Se han utilizado una gran variedad de adjetivos para definir alimentación sana: equilibrada, racional, adecuada, normal, saludable, tradicional, mediterránea. Todos estos términos se emplean para designar la alimentación que nos mantiene en el buen estado de salud y que nos da una adecuada calidad de vida, cubriendo nuestras necesidades de energía y del resto de nutrientes.

Debemos entender que no existe una dieta ideal y única para todo el mundo, y que podemos nutrirnos adecuadamente bajo una gran diversidad de formas de comer.

La pirámide alimenticia nos sirve como el modelo de equilibrio alimentario que nos permite mantener el peso adecuado.

Pirámide alimenticia

El vértice de la pirámide corresponde a los alimentos que debemos consumir lo menos posible, y la base, a los alimentos recomendables.

Los alimentos reflejados en la base son los que deberíamos consumir diariamente: frutas, verduras, alimentos con fécula y cereales. El segundo nivel de la pirámide está ocupado por carnes, pescados, huevos y lácteos, alimentos que han de consumirse moderadamente. Y en el vértice de la pirámide figuran los alimentos que deberíamos consumir excepcionalmente, ya que son auténticas «bombas» de calorías: bollería, repostería, aperitivos de bolsa, helados, nata, cremas... Así pues, la clave para no engordar es sencilla: limita las grasas y los dulces y te mantendrás delgado.

Está claro que si seguimos este esquema piramidal alimentario conseguiremos una alimentación baja en grasas y también en calorías. En definitiva, una alimentación variada, equilibrada y suficiente. Como puedes ver, esta pirámide no es más que la esquematización de nuestra dieta tradicional, la dieta mediterránea.

LA PIRÁMIDE DE LA SALUD

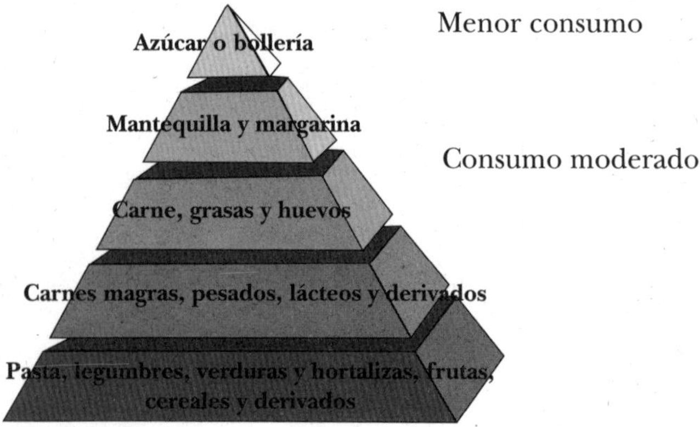

LECCIÓN CUARTA: ¿QUÉ ES LA DIETA MEDITERRÁNEA?

Parece que a partir de los años sesenta y sobre la base de unos estudios publicados sobre los hábitos alimentarios de los países mediterráneos, la «dieta mediterránea» se ha puesto en el punto de mira de todos los especialistas de nutrición. Los resultados del estudio denominado Seven Countries Study dirigido por Ancel Keys señalaron por primera vez las características saludables de la dieta mediterránea. Se vio una llamativa diferencia en la esperanza de vida de las poblaciones mediterráneas frente a otros países del norte de Europa y América. La menor incidencia de enfermedades cardiovasculares en los países mediterráneos se debía a los hábitos alimentarios de sus habitantes.

¿Dónde está el secreto de la dieta mediterránea?

En seguir los siguientes hábitos alimentarios:

— *Uso del aceite de oliva como principal grasa culinaria.*
— *Abundancia de alimentos vegetales:* fruta y verduras frescas, cereales (principalmente en forma de pan y pasta), legumbres y frutos secos.
— *Consumo frecuente de pescado.*
— *Ingestión regular y moderada de vino en las comidas.*
— *Bajo consumo de carnes rojas, derivados lácteos y azúcares simples.*
— *Uso frecuente de especias y condimentos variados,* limón, ajo, hierbas aromáticas: orégano, romero, perejil, tomillo, laurel, hinojo…

¿Cuáles son los beneficios de la dieta mediterránea?

La dieta mediterránea es baja en ácidos grasos saturados y colesterol, rica en ácidos grasos monoinsaturados procedentes del aceite de oliva. El empleo de grasa monoinsaturada, como la de aceite de oliva, nos ayuda a controlar los niveles de colesterol y nos da efectos beneficiosos para prevenir las enfermedades cardiovasculares.

El consumo frecuente de pescado nos aporta ácidos grasos poliinsaturados (n-3), especialmente el pescado azul, que también nos puede ayudar a prevenir las enfermedades cardiovasculares.

La ingestión abundante de alimentos vegetales nos da una dieta rica en fibra y antioxidantes (vitaminas E, C, flavonoides y b-carotenos) y como estos alimentos son bajos en grasa pueden contribuir a reducir su consumo.

Finalmente, el consumo moderado de vino puede aportar una serie de antioxidantes que parece que tienen un efecto protector del desarrollo de enfermedades cardiovasculares, reduciendo el riesgo coronario.

No debemos olvidar tampoco que el secreto de la dieta mediterránea está en la variedad, «gran cantidad de nada y poco de todo», y en la «técnica culinaria utilizada»: hervidos, asados, aliñados… Y utilizando siempre el aceite de oliva, que es la clave de una buena dieta mediterránea.

¿Nos estamos alejando de la tradicional dieta mediterránea?

Sí, estamos cambiando nuestros hábitos alimentarios; cada vez hay una mayor influencia por las modas de otros países occidentales. Los *fast food* y las comidas preparadas nos están alejando de nuestra dieta tradicional, la que culturalmente nos pertenece, la mediterránea.

Este cambio en la alimentación cotidiana es debido posiblemente a las prisas y a la influencia de otros hábitos alimentarios que seguramente nos resultan más atractivos pero no más saludables. Debemos recuperar nuestra dieta tradicional, es la base de una dieta equilibrada y la clave para perder peso.

Lección quinta: La importancia de la distribución de los nutrientes

En la lección segunda hemos hablado de los nutrientes y de su importancia en nuestra alimentación. Ahora nos centraremos en cómo debemos distribuir estos nutrientes para obtener una dieta equilibrada y saludable.

Las recomendaciones actuales en cuanto a nutrientes son:

— *Proteínas:* 15 por ciento del Valor Calórico Total.
— *Carbohidratos:* 50-60 por ciento del Valor Calórico Total.
— *Grasa:* 30-35 por ciento del Valor Calórico Total.
  Grasas monoinsaturadas: 15-20 por ciento.
  Grasas poliinsaturadas: menos del 10 por ciento.
  Grasas saturadas: menos del 10 por ciento.
— *Vct*= número de calorías que aporta la dieta que ingiere un individuo diariamente.

Ésta sería la distribución correcta de nutrientes a lo largo de un día. En muchas ocasiones estas recomendaciones no se cumplen, quizá por un excesivo aporte de proteínas en la dieta. También la dieta actual se ve favorecida por un excesivo aporte de grasas, principalmente de tipo saturado. Si bien no es recomendable abusar de las grasas, por el riesgo de enfermedades que ello supone, tampoco una disminución excesiva de ellas es buena, ya que podría llevarnos a una situación deficitaria de ácidos grasos esenciales, que son imprescindibles para nuestro organismo. Igual de importante es el aporte de fibra dietética en nuestra alimentación diaria, que debe ser como mínimo 30 gramos al día; ésta nos da un efecto beneficioso sobre la absorción de nutrientes y la motilidad intestinal.

Por último, pero no menos importante, debemos aportar cantidades suficientes de minerales y vitaminas y una cantidad adecuada de agua y líquidos, mínima de 1,5 litros al día.

Lección sexta: ¿Cómo debo repartir la energía diaria?

La energía que necesita nuestro organismo diariamente debemos repartirla en distintas tomas. En primer lugar, porque fisiológicamente es lo más correcto y después porque uno engorda menos haciendo diversas comidas pequeñas. Muchas personas reaccionan diciendo «¡Cuánto hay que comer!», «Yo no como tanto normalmente»; pero está claro que lo correcto es fraccionar el consumo total de energía en cuatro, cinco e incluso seis tomas. Es preferible realizar más frecuentes y pequeñas comidas, que una o dos comidas copiosas.

La razón se explicará más adelante en detalle; ahora nos centraremos en cómo debo distribuir la energía de la dieta a lo largo del día.

— *Desayuno:* 25 por ciento del total energético global o el 15-20 por ciento si se toma una colación a media mañana.

— *Comida:* 30 por ciento del total energético global.
— *Merienda:* 15 por ciento del total energético global.
— *Cena:* 30 por ciento del total energético global.

Esta distribución es orientativa. Evidentemente, puede variarse según los gustos y costumbres de la persona. Por ejemplo, hay personas que, por su horario laboral, realizan la comida muy tarde y no les apetece merendar, pero sin embargo sí que comerían algo antes de acostarse. Entonces sería conveniente que hiciesen un resopón (15 por ciento) en sustitución de la merienda. Al igual que en este caso, se podrían dar otros, y lo que se debe intentar es seguir un orden en las comidas y evitar las comilonas. Solamente así conseguiremos una dieta equilibrada.

LECCIÓN SÉPTIMA: ¿CUÁNTAS CALORÍAS NOS APORTAN NUESTROS NUTRIENTES?

Los nutrientes que forman parte de nuestra alimentación nos proporcionan la energía necesaria para vivir. Es importante que usted conozca la cantidad de calorías de los alimentos que consumimos, que ha sido mencionada previamente. Para una misma cantidad de nutrientes, unos nos aportan más calorías que otros. ¿Qué cantidad de energía nos aportan?

— *Proteínas:* 4 kcal/g (cada gramo de proteínas equivale a 4 kilocalorías)

— *Hidratos de carbono:* 4 kcal/g (cada gramo de hidratos de carbono equivale a 4 kilocalorías).

— *Grasas:* 9 kcal/g (cada gramo de grasas equivale a 9 kilocalorías)

— *Alcohol:* 7 kcal/g (cada gramo de alcohol equivale a 9 kilocalorías)

Debemos remarcar que el alcohol aporta «calorías vacías»; que, a diferencia de los otros nutrientes que forman parte de nuestra alimentación, el alcohol no nos nutre, simplemente añade calorías innecesarias a nuestra dieta.

¿Qué es una caloría?

Es una unidad para medir la energía, de la misma manera que, por ejemplo, usamos el kilo para medir el peso. Los alimentos, como ya hemos comentado, contienen nutrientes que aportan calorías y que son las grasas, los carbohidratos y las proteínas. Sin embargo, las vitaminas y los minerales, aunque son nutrientes indispensables para nuestro organismo, no nos aportan calorías.

Cuando hablamos de calorías, en realidad nos referimos a kilocalorías, que es la unidad que se utiliza para medir el contenido energético de los alimentos.

Lección octava: ¿Qué alimentos debo tomar diariamente?

Una alimentación equilibrada, como la palabra indica, debe tener un equilibrio entre los componentes alimentarios. Recordarás, decíamos al principio de la lección, que la dieta equilibrada debía contener «gran cantidad de nada y poco de todo». Como este concepto podría resultar confuso, se han estipulado las raciones o porciones alimentarias y el consumo diario recomendado para ellas.

Las recomendaciones diarias de raciones alimentarias, según los grupos de alimentos, para lograr una dieta equilibrada, se muestran en la siguiente tabla:

— 4 a 6 raciones de pan, pasta, arroz, legumbres y patatas.
— 2 a 4 raciones de verduras, especialmente verdura fresca.
— 2 a 3 raciones de frutas. Si es posible, una de ellas en cítricos.
— 2 a 3 raciones de lácteos.
— 2 a 3 raciones de carnes, huevos o pescados.
— 40 a 60 g de aceite, con preferencia de oliva.

Ahora que ya tenemos claro las raciones de alimentos que tenemos que comer en un día, parece todo mucho más fácil, ¿no? Pues no nos engañemos, se cometen muchísimos errores, ya que el concepto de una ración alimentaria puede ser muy distinto de una persona a otra. Por ejemplo, para uno, la ración de carne puede ser 300 g y para otro 100 g. Realmente es muy importante prestarle atención al concepto de ración alimentaria; si esto no nos queda claro, seremos incapaces de llevar un tratamiento dietético adecuadamente.

¿Qué es una ración alimentaria? Se considera una ración alimentaria a la cantidad habitual que se suele consumir en un plato o vaso. Por ejemplo, para los lácteos, se considera una ración una taza de leche, que son 250 g, y para la fruta una pieza mediana, que son unos 200 g.

LECCIÓN NOVENA: LA MALA FAMA DE LOS CARBOHIDRATOS

Los cereales han sido la base fundamental de la alimentación humana desde el descubrimiento de la agricultura. La civilización occidental tiene como base de su alimentación el trigo y el pan; la civilización oriental depende fundamentalmente de otro cereal: el arroz; la base de la alimentación del continente americano es el maíz. La pasta se desarrolla en la historia como una forma de conservar los cereales. Sin embargo, el consumo de alimentos ricos en carbohidratos, especialmente los de tipo complejo (las patatas, los cereales en general, sus harinas, la pasta y las legumbres), que deberían constituir la base de nuestra alimentación, ha caído en las últimas décadas. Ello quizá puede ser debido a ciertas creencias populares, carentes de base científica alguna, que le han atribuido un papel negativo, principalmente como causantes de obesidad y de diabetes.

Durante mucho tiempo nos hemos empeñado en ver los carbohidratos como los responsables de la obesidad. Si bien es cierto que los carbohidratos aportan calorías, como todo lo que comemos, no son los principales culpables de nuestro exceso de peso y creo que ya va siendo hora de disculparnos. No se puede excluir de nuestra dieta los hidratos de carbono, el cerebro necesita de su energía para realizar el trabajo diario y las células de nuestro cuerpo obtienen de la glucosa una energía inmediata.

Los carbohidratos son pobres en grasas y contribuyen a aumentar la ingesta diaria de fibra; además, este tipo de alimentos deben formar parte de la alimentación de toda persona. Son los alimentos que más hemos de consumir, de 4 a 6 raciones al día, debiendo aportar del 50-55 por ciento de las calorías totales diarias. Y nos aportan 4 kcal/g, respecto a las grasas que nos suministran 9 kcal/g.

Seguramente te preguntarás: «¿A qué se debe la mala fama de los carbohidratos?» Pues yo diría que a sus acompañantes: las grasas. Ya que la mayoría de las veces acompañamos los alimentos hidrocarbonados con grasas (pan con embutido, con *foie gras,* pasta con salsa...) y es esta grasa (9 kcal/g) la que nos aporta más calorías de lo necesario y nos hace engordar. Los carbohidratos nos aportan 4 kcal/g, una cantidad muy inferior a la que proporcionan las grasas. Pero seguramente los dulces (bollos, pasteles, tartas, helados...) son los principales culpables de la mala fama de los carbohidratos. En la gran mayoría de dietas lo primero que se prohíbe son los dulces; la gente entiende que son hipercalóricos, pero el verdadero potencial calórico de este producto está en la grasa que contienen y no en los carbohidratos.

Debido a esta idea errónea de que los hidratos de carbono nos harán engordar, muchas de las dietas de moda han hecho creer que se convierten en grasas, pero esto sólo ocurre si se toman en exceso, al igual que cuando se consume un exceso de proteínas. Los carbohidratos se transforman en glucosa, para utilizarla como energía, o se almacenan en forma de glucógeno en el hígado o músculos.

Lo que debemos intentar es controlar las cantidades de carbohidratos que comemos y vigilar con qué las comemos. Debemos entender que los hidratos de carbono no engordan si se dan en raciones normales.

También se ha dicho en muchas ocasiones que los carbohidratos estimulan el apetito y que es mejor evitarlos. Los hidratos de carbono simples o de absorción rápida, que son los que tienen sabor dulce (glucosa, fructosa...), deben usarse en pequeñas cantidades, su exceso aumenta la producción de insulina, abre el apetito y favorece la obesidad. Por tanto, hemos de aprender a distinguir los hidratos de carbono según su velocidad de absorción. La absorción lenta de los alimentos es lo que nos da la saciedad. Si tenemos una misma cantidad de arroz que de azúcar, el azúcar será absorbido más rápidamente y el proceso de absorción del arroz será mucho más lento. Cuanto más lenta es la absorción, más nos saciamos y más tarde nos aparece la sensación de hambre. Por ejemplo, el pan se absorbe antes que el arroz y la pasta. Y las legumbres se absorben con más lentitud que los anteriores. De lo contrario, cuando un alimento se absorbe rápidamente, como es el caso del azúcar, aparece un estado de hipoglucemia que nos hace sentirnos hambrientos. Resumiendo, podríamos decir que los alimentos como la fécula y los cereales sacian más rápidamente que los azúcares simples.

¿Dónde se encuentran los hidratos de carbono simples? En la miel, azúcar de caña o remolacha, las frutas, los dulces, las mermeladas, los chocolates...

¿Dónde se encuentran los hidratos de carbono compuestos? En el pan, legumbres, patatas, pasta, sémola, tapioca y frutos secos, estos últimos de gran riqueza calórica.

Los pasteles, bollería, galletas, bizcochos, magdalenas... que se confeccionan basándose en harina, suelen tener grasas, además de azúcares o miel en su composición y también se combinan con huevo, cabello de ángel, cacao... que aumentan el valor calórico del producto.

Mucha gente piensa que el pan engorda y más si se trata de la miga, pero lo que más engorda es lo que acompaña al pan (embutido, mantequilla, *foie-gras...*). La miga del pan, al estar más hidratada, contiene menos calorías. Cuando tostamos el pan pierde agua y peso, conservando las mismas calorías. Pero también es cierto que el pan tostado produce mayor sensación de saciedad; por eso, aunque sea un poco más calórico, te dejo que tomes el pan que mejor te vaya.

La patata no es un alimento hipercalórico, aporta 85 kcal /100 g, pero las salsas y aceite que acompañan a la patata (en forma de patatas fritas) son los responsables del aumento de aporte calórico y de la mala fama de ellas.

Muchas veces se cae en el error de pensar que al realizar una dieta se puede tomar fruta libremente, pero las frutas contienen azúcar, así que debemos controlar la cantidad que tomamos. Las frutas no son sinónimo de dieta, no carecen de calorías; debemos aprender a conocer las frutas que contienen más cantidad de hidratos de carbono y tomar la cantidad que nos corresponda según nuestras necesidades, que suelen ser de 2 a 3 piezas al día.

Las frutas que contienen mayor valor energético son los frutos secos, uvas, plátano, piña en almíbar, melocotón en almíbar, membrillo, cerezas, chirimoya, caqui...

Pan	250 kcal/100 g
Pan tostado	350 kcal/100 g
Arroz cocido	130 kcal/100 g
Arroz en crudo	390 kcal/100 g
Legumbres cocidas	120 kcal/100 g
Legumbres en crudo	330 kcal/100 g
Patatas	85 kcal/100 g
Pasta cocida	125 kcal/100 g
Pasta en crudo	360 kcal/100 g
Frutos secos	600 kcal/100 g
Azúcar, glucosa, fructosa	400 kcal/100 g
Mermelada	280 kcal/100 g
Miel	312 kcal/100 g
Chocolate, bollería, pasteles	500 kcal/100 g
Caramelos	400 kcal/100 g
Bombones	380 kcal/100 g

Según un estudio reciente, el estudio CARMEN, se ha demostrado que se puede mantener e incluso disminuir el peso aumentando el porcentaje de hidratos de carbono, tanto simples (azúcar) como complejos (pasta, pan, patatas, arroz, legumbres...), y disminuyendo proporcionalmente las grasas. En este estudio, en el que participaron cinco países europeos, se trataba de investigar si las personas normales pueden controlar su peso simplemente escogiendo los alimentos adecuados; los casi 400 voluntarios fueron divididos, de forma aleatoria y sin su conocimiento, en tres grupos:

El Grupo 1 siguió una dieta baja en grasa, sustituyéndola por hidratos de carbono complejos (legumbres, pasta, pan, arroz, etc.).

El Grupo 2 siguió la misma dieta baja en grasa pero sustituyó la mitad de las calorías por hidratos de carbono complejos (pan, patatas, pasta, etc.) y la otra mitad, por hidratos de carbono simples (azúcar y alimentos azucarados).

El Grupo 3 siguió con su dieta habitual, actuando como grupo control.

Mientras continuaban haciendo su vida normal, se realizó un seguimiento de todos los alimentos que consumían. A los seis meses, el grupo de control ganó un poco de peso. Por el contrario, los otros dos grupos que siguieron una dieta baja en grasas y alta en hidratos de carbono perdieron peso. Esta pérdida de peso se debió a pérdida de masa grasa corporal. En el estudio no se utilizó ningún régimen restrictivo ni se redujo la energía total ingerida. Simplemente, el aumento de la proporción de carbohidratos en detrimento de la dieta rica en grasa parece favorecer la pérdida de peso.

— Los alimentos con carbohidratos no ocasionan, por sí mismos, obesidad. Sin embargo, es menos probable la aparición de obesidad con dietas ricas en carbohidratos. Como se ha demostrado en el estudio CARMEN, el aumento de la proporción de carbohidratos en detrimento de la dieta rica en grasa parece favorecer la pérdida de peso (sin ninguna restricción de calorías).

— Se recomienda una alimentación óptima en la que el 55 por ciento de la energía total proceda de diversas fuentes de carbohidratos. Los cereales, arroz, la pasta, las hortalizas, las legumbres y la fruta constituyen una elección especialmente buena.

— Debe consumirse al menos un buen plato al día de cereales, pasta o legumbres. Deben consumirse legumbres dos días por semana.

— La pasta es mejor cocinarla al dente.

— Si es posible, se recomienda utilizar productos integrales preferiblemente.

— La mayoría de los productos de bollería suelen elaborarse con grasa saturada. Se recomienda consultar las etiquetas de información nutricional.

— Conviene cocinar el arroz, la pasta y las legumbres con poca sal para prevenir la hipertensión.

— Los carbohidratos no están implicados en la aparición de la diabetes. Sí existe una relación entre obesidad y diabetes tipo 2. Tampoco se recomienda evitar los carbohidratos en la dieta del diabético, sino que deben adaptarse a la medicación antidiabética.

Lección décima: Las «malditas grasas»

Cuando empezamos una dieta de adelgazamiento siempre se insiste en que debemos controlar la ingesta de grasa. ¿Por qué? Pues en primer lugar, porque es el nutriente que más calorías nos aporta, y en segundo lugar, porque la grasa que se ha acumulado en nuestro cuerpo es la que nos ha hecho obesos. Parece lógico que si se quiere perder grasa tendremos que reducir el consumo de ellas.

Muchos de mis pacientes entienden que cuando uno quiere adelgazar no debe tomar grasas y no se trata de pasar al otro extremo, sino que hay que intentar encontrar el equilibrio.

Las grasas son «malditas» solamente cuando se toman en exceso; un aporte energético de lípidos superior al 40 por ciento puede tener efectos nefastos sobre la salud. Pero no debemos olvidar que las grasas son necesarias para nuestro organismo y no se recomienda eliminarlas en su totalidad. Se trata de limitar las grasas, nunca de eliminarlas de nuestra alimentación. Una dieta sin grasa no cubriría las necesidades del organismo, pues nos proporciona ácidos grasos esenciales (que el organismo necesita, pero no puede producirlas) y nos ayuda al transporte de vitaminas liposolubles (vitaminas A, D, E, K).

No hay que olvidar que la mayoría de las dietas fracasan por culpa de las «malditas grasas» y por ello quiero que aprendas a identificar el tipo de grasa que nos conviene y cuáles son los alimentos que habremos de limitar por su contenido en grasa.

Como ya hemos mencionado, las grasas se dividen en dos importantes grupos:

— *Grasas saturadas.* Son principalmente de origen animal, además de ciertos aceites de origen vegetal, como son el aceite de palma y coco. Este tipo de grasa es la más dañina, ya que eleva los niveles de triglicéridos y colesterol en sangre, favoreciendo la arteriosclerosis y el riesgo de infarto de miocardio. Se encuentra en los embutidos, el *foie-gras,* las carnes rojas, en productos de pastelería y bollería, en la manteca y mantequilla, en quesos, nata y productos lácteos enteros... Identificaremos la grasa saturada, por norma general, por ser una grasa sólida.

— *Grasas insaturadas.* En este grupo se distinguen las grasas monoinsaturadas (como el aceite de oliva) y las grasas poliinsaturadas (principalmente, aceite de semillas, frutos secos y en la grasa de pescado). Dentro de este grupo de grasas se encuentran dos ácidos grasos esenciales: el ácido linolénico (w-3) y el linoleico (w-6).

— A los ácidos grasos w-3 se les ha atribuido miles de efectos beneficiosos para la salud, por ser un protector cardiovascular excelente; este ácido graso esencial se encuentra en el aceite de pescado, en el pescado azul y en las nueces. Los ácidos grasos w-6, también esenciales, se encuentran mayoritariamente en el aceite de girasol.

— El ácido oleico (monoinsaturado w-9), presente mayoritariamente en el aceite de oliva, no es esencial, ya que el organismo puede producirlo, pero, por ser el único ácido graso que incrementa el colesterol bueno (HDL) y un gran protector cardiovascular, será la grasa que utilizaremos preferentemente en nuestra alimentación diaria.

— El colesterol es una grasa que se ingiere al comer alimentos de origen animal y también se fabrica en el organismo humano a partir de grasas saturadas. Otra razón más por la cual no hay que abusar de las grasas saturadas, ya que elevan el colesterol «malo». El colesterol «malo» es el LDL, el menos pesado, y el colesterol «bueno» es el HDL. Pero tanto uno como el otro son necesarios, en cantidades adecuadas, ya que tienen funciones importantes, como, por ejemplo, ser precursores de las sales biliares y responsables de la síntesis de hormonas sexuales.

La mala fama del colesterol se debe a que, cuando se ingiere en exceso, o no se metaboliza adecuadamente (muchas veces por causas genéticas), sus niveles en sangre se elevan y se tiende a depositar en la pared de las arterias, favoreciendo su obstrucción y aumentando el riesgo de padecer arteriosclerosis.

Hemos bautizado las grasas como «malditas» porque son la causa de la mayoría de los errores al realizar una dieta de adelgazamiento. ¿Por qué? Porque las grasas muchas veces se esconden en los alimentos, y si no aprendemos a conocer qué alimentos contienen más cantidad de grasa van a engañarnos toda la vida y nunca conseguiremos reducir nuestro peso.

Cuando la grasa se presenta de forma líquida es muy fácil de reconocer, como puede ser el caso del aceite, pero hay muchas grasas ocultas en los alimentos y son éstas a las que debemos prestar mayor atención.

¿Dónde se ocultan las grasas?

Frutos secos	60 % de grasa
Embutidos, patatas chips	40 % de grasa
Chocolate, patés	35 % de grasa
Quesos curados	30 % de grasa
Dulces	25 % de grasa
Carnes grasas (cerdo, cordero, pato)	20 % de grasa
Patatas fritas	15 % de grasa
Huevos	12 % de grasa
Quesos frescos	10 % de grasa
Carnes magras (ternera, caballo, pollo, conejo)	5 % de grasa
Pescados azules, leche entera, yogures enteros	3,5 % de grasa
Pescados blancos	1,5 % de grasa

Las grasas que más conocemos, supongo que por ser las más visibles, son la del aceite o manteca (100 por cien), la de la mantequilla, margarina y mayonesa (80 por ciento), la de la nata entera (40 por ciento), la de la nata semidesnatada (30 por ciento) y la de la crema de leche (20 por ciento).

Ahora que ya sabes qué alimentos contienen más «grasas ocultas» te resultará más sencillo elaborar una dieta baja en grasas. Por ejemplo, si comes queso, sabrás cuál es el de menos contenido graso; los quesitos bajos en calorías y el queso fresco serán una buena elección. En cuanto a la carne se refiere, preferirás la carne magra y limitarás la carne grasa y los embutidos. El pescado que más te convencerá, por su bajo contenido en grasa, será el pescado blanco. Ojo con las margarinas y los alimentos que la contienen; aunque en la etiqueta consta que está elaborada con aceite vegetal, al pasar a estado sólido estos aceites no se comportan como tal y pueden aumentar el colesterol malo si se toman en exceso.

Después de descubrir el secreto de las grasas ocultas, las «malditas grasas» ya han pasado a la historia. ¡Suerte con ellas!

CAPÍTULO 11

Examen final

En este capítulo final, lo que pretendo es que realices un test para que puedas autoevaluar los conocimientos adquiridos tras la lectura del libro. Soy consciente de que la nutrición es uno de los temas sobre los que más se habla y sobre los que todo el mundo se atreve a opinar de lo que es bueno o malo, o sobre lo que deberíamos comer o no. Pero, a pesar de estar en boca de todos, a veces hay ciertos mitos asumidos que no tienen base científica. Espero que resuelvas el test satisfactoriamente y que a partir de ahora seas capaz de juzgar por ti mismo la información que aparece muchas veces en prensa y revistas sobre nutrición.

> *Porque no todo lo que se escribe es cierto y esto muchas veces nos confunde, aunque creo que a partir de ahora tienes tu propio criterio y esto te ayudará a no dejarte influenciar por ciertos mitos erróneos y te facilitará el camino para adelgazar y no volver a recuperar tu peso. ¡¡¡Ése va a ser tu verdadero examen final!!!*

1. Beber agua adelgaza.
   a) verdadero
   b) falso

2. La sal engorda.
   a) verdadero
   b) falso

3. Comer menos veces al día adelgaza.
   a) verdadero
   b) falso

4. Si queremos adelgazar hay que desayunar poco.
   a) verdadero
   b) falso

5. Las calorías de las bebidas cuentan cuando se está a dieta.
   a) verdadero
   b) falso

6. Debemos aumentar el consumo de aceite para adelgazar.
   a) verdadero
   b) falso

7. La barbacoa no sería una buena forma de cocinar porque añade grasa al alimento.
   a) verdadero
   b) falso

8. Uno puede adelgazar sin necesidad de hacer ejercicio.
   a) verdadero
   b) falso

9. El arroz, la pasta y el pan son pobres en grasa.
   a) verdadero
   b) falso

10. La miga es lo que menos engorda del pan.
    a) verdadero
    b) falso

11. Las patatas tienen un valor calórico alto.
    a) verdadero
    b) falso

12. Al realizar una dieta se puede tomar fruta libremente.
    a) verdadero
    b) falso

13. Las grasas saturadas elevan el colesterol malo.
    a) verdadero
    b) falso

14. La grasa que nos engorda se presenta mayoritariamente en forma líquida.
    a) verdadero
    b) falso

1. *Falso.* El agua no aporta calorías; por tanto, beber más o menos cantidad de agua no va a variar el valor calórico de nuestra dieta. Pero el agua es necesaria para nuestro cuerpo y debemos aportar diariamente de 2 a 3 litros. Además, el agua produce un efecto saciante que puede beneficiarnos en el caso de una dieta de adelgazamiento.

2. *Falso.* La sal no engorda, no aporta calorías, pero retiene líquidos que hacen aumentar nuestro volumen corporal y se gana peso. Este peso que ganamos es a

expensas de líquidos y se pierde al eliminarlos por el sudor o la orina.

3. *Falso.* El reparto de las comidas durante el día es muy importante; se recomienda repartir la ingesta en cuatro, cinco o seis tomas diarias. Si nos saltamos una de estas comidas nos llevará a comer entre horas o a comer en exceso en las comidas.

4. *Falso.* El desayuno es muy importante, teniendo en cuenta que llevamos de 8 a 10 horas sin comer y nos enfrentamos a una dura jornada laboral. Las personas que se saltan el desayuno pretendiendo adelgazar se premian a la hora de la comida, sintiéndose orgullosos de haber aguantado tantas horas sin comer y se dan un atracón. Y normalmente se eligen productos calóricos, buscando una saciedad inmediata y esto nos hace engordar.

5. *Verdadero.* Cuando hablamos de ingesta diaria también nos referimos a las bebidas. Cuando queremos adelgazar es importante controlar las bebidas alcohólicas, ya que nos aportan calorías pero, sin embargo, proporcionan pocos elementos nutritivos.

6. *Falso.* El aceite de oliva será la grasa que utilizaremos preferentemente, pero no debemos olvidar que un gramo de aceite son 9 kilocalorías y evidentemente no adelgazaremos por tomar más cantidad.

7. *Falso.* La barbacoa permite preparar platos sabrosos y sin necesidad de añadir aceite o alguna otra grasa.

8. *Verdadero.* Es cierto que uno puede adelgazar sin necesidad de hacer ejercicio, pero si realizas alguna actividad física acelerarás el proceso de adelgazamiento.

9. *Verdadero.* El arroz, la pasta y el pan son alimentos energéticos, pero casi no contienen grasa y deben formar parte de nuestra alimentación habitual.

10. *Verdadero.* La miga del pan, al estar más hidratada, contiene menos calorías.

11. *Falso.* Las patatas no son hipercalóricas; 100 g de patatas aportan 85 kilocalorías, pero si se fríen se triplica como mínimo su valor energético a causa de su impregnación lipídica del aceite.

12. *Falso.* Debemos controlar la cantidad de fruta que tomamos, ya que las frutas no carecen de calorías y esto debe tenerse en cuenta al realizar una dieta.

13. *Verdadero.* Las grasas saturadas elevan el colesterol malo (LDL) y por eso no debemos abusar de ellas, pues se convierten en colesterol y tienen un efecto similar. Por ello, cuando examinemos la etiqueta de algún alimento, no sólo hay que fijarse en si contiene colesterol, sino también en la proporción de grasa saturada que encierra.

14. *Falso.* Las grasas muchas veces se esconden en los alimentos, las llamamos grasas ocultas (embutidos, quesos, chocolate...) y son a éstas a las que debemos prestar mayor atención. Cuando la grasa se presenta en forma líquida (aceite) es muy fácil de reconocer.

Bibliografía

Aranceta, J., Pérez-Rodrigo, C., Serra-Magem, L.L., Ribas, L., Quiles Izquierdo, J., Vioque, J. *et al*, «Prevalencia de obesidad en España: Estudio SEEDO97», *Med Clin,* núm. 111, 1998, pp. 441-445.

Ballard-Barbasch, R., y Swanson, C.H.A., «Body weight estimation of risk for breast and endometrial cancer», *Am J Clin Nutr,* 63 (supl.), 1996, pp. 437-441.

Eck, L.H., Bennett, A.G., Egan, B.M., *et al.*, «Differences in macronutrient selections in users and non users of an oral contraceptive», *Am J Clin Nutr,* 65, 1997, p. 419.

Heymsfield, S.B., Gallagher, D., Poehlman E.T., *et al.*, «Menopausal changes in body composition and energy expenditure», Exp Gerontol 29:377, 1994.

Kannel, W.B., D'Agistino, R.B., y Cobb, J., «Effect of weight on cardiovascular disease», *Am J Clin Nutr,* 63, 1996, pp. 419-422.

Last, C.G., *Cinco razones por las que comemos en exceso,* Ediciones Urano, Barcelona, 2000.

Poehlman, E.T., Oth, M.J., y Gardner, A.W., «Changes in energy balance and body composition at menopause: a controlled, longitudinal study», *Ann Intern Med,* 123, 1995, p. 673.

Riobó, P., *Comer de todo pero bien. Alimentación sana y equilibrada,* Ediciones Libertarias, Madrid, 1999.

—, *La alimentación y sus trastornos,* Cooperación Editorial, Madrid, 2001.

Roselló, M. J., *Comida amiga,* Plaza y Janés, Barcelona, 1999.

SHAPIRO, HM., *Dr. Shapiro's Picture Perfect Weight Loss. The visual program for permanent weight loss*, Rodale, 2000.

SITES, C.K., BROCHU, M., TCHERNOF, A., Y POEHLMAN, E.T., «Relationship between hormone replacement therapy use with body fat distribution and insulin sensitivity in obese postmenopausal women», *Metabolism*, 50, 2001, pp. 835-840.

WING, R.R., MATHEWS, K.A., KULLER, L.H., MELIAHN, E.N., Y PLANTINGA, P.L., «Weight gain at the time of menopause», *Arch Intern Med*, 151, 1991, p. 97.

ZAMBONI, M., ARMELLINI, F., HARRIS, T., *ET AL.*, «Effects of age on body fat distribution and cardiovascular factors in women», *Am J Clin Nutr*, 66, 1997, p. 11.